JN084520

伝統的ヨーガにもとづくヨーガ療法標準テキスト I

ヨーガ療法マネージメント

The Yoga Therapy Management

ヨーガ療法アセスメント（YTA）と
ヨーガ療法インストラクション（YTI）技法

木村　慧心

はじめに

＜ヨーガの現状＞

　私は1970年代からインドで伝統的ヨーガ修行とヨーガ療法を学び、以来、ヨーガ療法研究と普及にも当たってきている。1970年代のインドでは、一般のインド国民は、ヨーガ実習などはほとんどしていなかった。ヒマラヤのヨーガ行者は別であるが、物好きな少数のインド人たちがヨーガのアーサナを実習するか、超能力好きで現世利益好きなインド人たちがクンダリニ瞑想を行じるか、あるいは一部の研究所や大学付属の病院でヨーガ療法が指導研究されている程度であった。しかし、21世紀を迎えた現在、アーサナやプラーナーヤーマを実習するインド人は大げさに言えば1億人を上るとみられ、これは一つの大きな社会現象とも言える。また、かつて1970年代にインドのヨーガ道場で見かけたのは、欧米人と、インド以外のアジア人では日本人くらいだったのに対して、21世紀になったのを契機に多くのロシア人や中国人や南アメリカの人たちがヨーガ学習のために大挙してインドに入国してきている。経済発展した新興国家にストレス社会が出現してきたからだと理解されている。そこに本書が紹介しようとする「ヨーガ療法によるストレス克服法」の鍵がある。

　2013年5月、九州大学大学院医学研究院臨床医学部門内科学講座心身医学は厚生労働省の科学研究費の補助を受けて、私たち一般社団法人日本ヨーガ療法学会の認定ヨーガ療法士が行なっている一般のヨーガ教室を対象として「ヨーガ療法の有害事象に関する大規模横断調査」を実施した。北海道から沖縄までのヨーガ療法技法を教えているヨーガ教室参加者2,532名（58.5±12.6歳）の中で、何らかの持病があると答えたヨーガ教室の生徒は1,433名（56.6％）、通院中の生徒は1,076名（42.5％）であった。全国の一般のヨーガ教室に参加してきている人々の大部分は、何らかの心や肉体の疾患

を抱えてヨーガ教室に参加してきているのがわかったのである。因みに本研究調査結果は、ハーバード医科大学のヨガガイドに2017年現在引用されている。

　インドのヨーガ事情でも、日本のヨーガ事情でもわかるように、世界中の人たちは、ヨーガ実習に医学的な健康促進効果を求めてきているのである。それも特に、社会が工業化され、社会変化のスピードが速くなり、心身に加わるストレスが増大するにつれて各種ストレス疾患である心身症や精神疾患が増え、それを克服する手段としてインドのヨーガが求められてきているのである。

＜病気の原因は？＞

　ヨーガが求められる理由は、ヨーガを実習すると“心身の健康が促進される”からと一般には考えられている。1880年代に相次いで発見された病原菌を撲滅すれば、あらかたの病気は癒やせると思われた時期もあった。しかし現実は、多くの抗生物質が開発使用されている現在にあっても数多くの病気が癒やされず、医療機関を訪れる患者数は一向に減っていない。それは細菌やウイルス感染とは別種のストレス疾患、生活習慣病が人々を苦しめているからである。こうして自分の生活のなかで造りだしてしまう多くの病気への対処法を考えたときに、治病は医療関係者に癒やしてもらうのではなく“自分で造った病気は自分で治す”のでなければ健康は回復しないと気づく賢い人々が出てきても不思議はない。そのときに、ヒマラヤ山中という過酷なストレス環境下でも心身強健なヨーガ行者たちが行なってきていた伝統的ヨーガ修行の技法を、自分も実習してみたいと思う人々の足は、自然とインドの地に向いたわけである。

＜ヨーガの科学的研究＞

　かく言う私も1970年代にインドの地に降り立ったわけであるが、当時のインドにあってもヒマラヤ・ヨーガ行者たちの心身強健の秘密は解き明かされていたわけではない。インドで最初に伝統的ヨーガに科学的研究を行ったマハラシュトラ州ロナワラ市にあるカイヴァルヤダーマ・ヨーガ研究所附属のヨーガ

大学でも、各種ヨーガ行法がどのように私たちの肉体に変化をもたらすかを研究する途上にあったと言える。私たちが大学で学ぶ授業中にあっても、隣接されているヨーガ研究所に珍しい行法を行じるヨーガ行者が来ると、学生たちの前でその技法の実習を披露させるといったことも時々に行われていた。こうした伝統的ヨーガ行法のもつ秘密を解明する研究が当時から行われ、それは現在でもインド各地にある大学のヨーガ学科や多くのヨーガ研究所でも継続して行われていると思う。

　ここで私の経験を記してみるが、私はヨーガ大学にあっては、正式な学生ビザをもたずに入学しようとしたので、最初は受講を拒否された。しかし紆余曲折あって聴講が許可されて試験以外のすべての授業を受講できた。そんなわけで、幸いにも年末に行われる試験を免れた私は、少し長いクリスマス／年始の休暇を利用して北インド・リシケシにあるヨーガ・ニケタン修道院で、私の終生の導師となるスワミ・ヨーゲシュワラナンダ大師様の修行会に約１ヶ月間参加することができた。そこでは、インドは勿論世界中から参集しているヨーガ修行者たち200人ほどが早朝から夜間までの終日指導される伝統的ラージャ・ヨーガ修行に臨んでいた。私もその１ヶ月間で、当時90歳であった師匠が直接に指導してくださるラージャ・ヨーガのアーサナ、プラーナーヤーマ、そして瞑想行法の指導を受けることができた。そのときの体験は強烈で、今でも思いだすとそのあり難さに涙がにじむほどである。それは師匠がそれまでの80年間に師から師たちへとヒマラヤ・チベット高地で伝授されてきた伝統的ラージャ・ヨーガの智慧の数々を、惜しげもなくすべて私たちに直接に教導してくださっていたからある。例えば瞑想行法一つとっても、日本までは伝わってきていないヴェーダ聖典時代からの瞑想行法の指導であったから、私たち修行者は毎日の瞑想修行の時間を真剣勝負のようにして、師匠の智慧に自分の愚かさをぶつけていく緊迫感があった。しかも、毎日夕刻には２時間ほどのダルシャナ／面接／接見の時間が設けられていたので、その時間帯は誰がどんな質問でも直接に師匠に問いかけ得るカウンセリングの時間でもあった。私はその時間

帯も欠かさず師匠の足下にあって、種々の質問に答えられる導師様の伝統的ヨーガの智慧に直接触れることができた。こうした冬の1ヶ月をヒマラヤの麓、リシケシで過ごした私は再び、マハラシトラ州ロナワラ市のカイヴァルヤダーマ・ヨーガ研究所に戻り、大学の授業に臨んだ。そんなある日曜日の朝、外国人学生が個室をもらっているヨーガ病院2階にあるアーサナ室で、私が日曜日の早朝にリシケシで習ってきたばかりのラージャ・ヨーガ調気法を一人実習していたときのことであった。その調気法から生じる呼吸音を聞きつけたヨーガ療法士のクティー氏が飛んできて、私に「その調気法はやめろ。ここはヨーガ療法の施設だから、ヒマラヤの行法を患者に見せないで欲しい」と言ったのである。若かった私は得意になって覚え立てのアーサナやプラーナーヤーマなど伝統的ラージャ・ヨーガ技法の数々を実習していたわけであるが、しかし、このとき改めて、伝統的ヨーガ行法と、この研究所がクライアント向けに造り出そうとしているヨーガ療法技法の区別に気づけたわけである。大学の授業はその年の3月で終わり、私はそれ以降、導師スワミ・ヨーゲシュワラナンダ大師様につき従ってヒマラヤ山中での伝統的ラージャ・ヨーガ修行に明け暮れた。その後、縁あって再度、1987年からヨーガ療法の世界に足を踏み入れざるを得なくなり、本書の執筆に至っている。

＜人間の構造論と機能論＞

　本書では各種ストレス疾患に対して「医学／心理学方面からのヨーガ療法実習による心身次元の欠陥是正法」が解説されている。それら「心身の欠陥是正」とは、1）ヨーガ療法のアセスメント／見立て理論と、2）ヨーガ療法技法の指導理論と、3）ヨーガ療法実習によって得られた健康回復の奏功機序の説明である。西洋医学にあっても、肉体の構造論である“解剖学”と、機能論である“生理学”を基にしての肉体の壊れを見つけだそうとするアセスメント／診断方法の基準づくりは絶えず改訂されている。しかし、ヨーガをストレス疾患の患者に指導する世界中のヨーガ指導者たちは、伝統的ヨーガ独特の“見

立て理論"も知らず、"指導理論"の論理も考えずに、乱暴な言い方をするならば"闇雲"に、そのヨーガ技法の効果もわからないままに"これがヨーガのアーサナです。プラーナーヤーマです"と言って、にわかに覚えたヨーガ技法を指導しているだけである。最初に行うべきである、1. 生徒／クライアントのどこが根本的に壊れているのかをヨーガの立場から見立てるアセスメント理論をヨーガ指導者たちが理解していないのである。しかし、ヒマラヤで5,000年の永きにわたって指導されてきている伝統的ヨーガ修行の場には、この見立て理論はしっかりと伝承されてきてるのである。この見立ての理論がなければ、導師が弟子の心身状態を見立てつつ、その人格を向上させられないからである。伝統的ヨーガから見た人間の構造論とは「タイティリーヤ・ウパニシャッド由来の人間五蔵説」と「カタ・ウパニシャッド由来の人間馬車説」である。そして、2. これらの人間構造の機能不全を論じているのがヨーガ・スートラ等のヨーガの諸聖典群なのである。つまり、西洋医学における生理学は、伝統的ヨーガでは心身機能の不全として伝統的な聖典に記されてある、多くの人間心理の記述なのである。これら西洋医学の解剖学／生理学と並び称される人間の心身機能理論を基にして、3. 理想的人間存在へと人々を導くのがヨーガ療法なのである。ヨーガ療法指導者は生徒／クライアントさんたちの心身の壊れをアセスメント／見立てることが可能であり、その機能不全を正すことも可能なのである。本書では、これら人間構造論である「人間五蔵説」と「人間馬車説」を解説し、合わせて人間機能の回復法のいくつかの技法も解説する。そしてさらに、生徒／クライアントがもつ心身障害に対して適用すべき各種ヨーガ技法の「ヨーガ療法的な効果の解説」が必要である。薬で言えば薬効の理解の下に薬物投与が行われるように、ヨーガ療法も各ヨーガ療法技法の薬効とも言うべき、ヨーガ療法的効用を理解しつつ、生徒／クライアントが持つ症状に合わせてヨーガ療法指導がなされねばならない。ただし、ヨーガ療法指導は治療ではない。あくまでも生徒／クライアント自身が自分で造りだした"高血圧""消化器潰瘍"等々の"心身症"という諸内科疾患や精神機能を自分で阻害している

ような“精神疾患”に関して、患者さん自身が自分で造りだしている機能障害
箇所を探しだしてもらい、自分の努力で正していく自助努力法を指導させてもら
うのが、ヨーガ療法士のしていることなのである。こうした観点から、本書では
伝統的ヨーガを弱者向けにアレンジし直したヨーガ療法各種技法とそれら技
法の有する効用までを解説している。従って、まずは心理的機能障害が発生
している箇所をいかにして見立てるかという“アセスメント理論”と、もとの理想
的心身状態である人間五蔵説と馬車説に言われる理想的人間存在に戻したら
よいかという“ヨーガ療法の指導技術”の理解が必要である。これは言わば、
西洋医学における各種治療法の実際とでも言える分野である。そして最終的
には、理想的な心身状態に生徒／クライアントを戻し得たかどうかを判定する
“症状変化”の見立てが必要なわけである。以上がヨーガ療法の基礎となる
理論である。このヨーガ療法理論も含めて、本書ではヨーガ療法指導の理論
と実際も解説したいと思う。本書は一般読者向けに平易に書かれてああるが、
さらに詳しい内容を知りたい人は、一般社団法人日本ヨーガ療法学会事務局
にお問い合わせいただきたい。本書のヨーガ療法理論を学習する講座が日本
全国主要都市で毎月開催されています。連絡先は最終ページを参照のこと。

目 次

はじめに

ヨーガの現状　I

病気の原因は？　II

ヨーガの科学的研究　II

人間の構造論と機能論　IV

第I部　背景理論編　人間構造論と機能論 ·················1

第1章　ヨーガ療法とは何か？ ·················2

1) ヨーガ療法士が目指すもの　2

2) ヨーガ教師とヨーガ療法士の違い　4

3) 歴史的インドのアーユルヴェーダ治療法　5

4) ヨーガ療法に使える3種のヨーガ技法の分類　9

　1：アーサナ等の肉体を動かすヨーガ技法　10

　2：調気法関連のヨーガ技法　10

　3：ヴェーダ聖典関連の瞑想技法　12

第2章　人間構造論と機能論 ·················16

1) タイティリーヤ・ウパニシャッドの人間五蔵説　17

2) カタ・ウパニシャッドの人間馬車説　21

3) アーユルヴェーダ（チャラカ本集）の人間構造論と人間機能論　25

4) 内科医チャラカが説く医師としての心得　32

第Ⅱ部　実践技術編 ヨーガ療法アセスメント(YTA) ……… 37

第1章　ヨーガ療法における見立てと指導原理 …………………… 38

1) ヨーガ療法の指導順序　38

1：第Ⅰ段階：ヨーガ療法アセスメント(YTA)をする　38

2：第Ⅱ段階：ヨーガ療法
インストラクション(YTI)技法を決める　41

3：第Ⅲ段階：個人／症状別／集団、いずれかの指導方法を決める　42

4：第Ⅳ段階：指導前後の症状変化
(Changes in the Client's Condition/CCC)を比べる　44

5：第Ⅴ段階：西洋医学／心理学的変化も参考にする　45

6：第Ⅵ段階：ヨーガ療法指導から伝統的ヨーガ指導に切り替える　45

第2章　ヨーガ療法士のための人間の真贋判定法／

ヨーガ療法アセスメント(YTA) ……………………… 47

1) パタンジャリ大師著　ヨーガ・スートラのアセスメント　48

2) 聖典バガヴァッド・ギーターのアセスメント　53
参考資料1：ヨーガ療法アセスメント(YTA)に役立つ記述

3) アーユルヴェーダのアセスメント　57

**4) 言語によるカウンセリング技術である
ヨーガ療法ダルシャナ(YTD)技法とアセスメント　59**

第Ⅲ部　実践技術編 各鞘におけるヨーガ療法アセスメント
(YTA)とヨーガ療法インストラクション(YTI) ……… 61

第1章　食物鞘におけるヨーガ療法アセスメント(YTA)と

ヨーガ療法インストラクション(YTI) …………………… 62

1) ヨーガ療法から見た食物鞘での発病理論　62

2）食物鞘でのヨーガ療法アセスメント（YTA）のための
　　チェックリスト　63
　　　1：身体機能（失体感症）チェック　63
　　　2：心の乱れによって生じる可能性がある内科疾患（心身症）　63
　　　3：心の乱れによって生じる可能性がある精神科系疾患　64

3）アーユルヴェーダからのヨーガ療法アセスメント（YTA）　64
　　　1：プラクリティと心身相関体質
　　　　（Prakriti /Psychosomatic Constitution）　64
　　　2：ドーシャ自己判定表　65

4）食物鞘におけるヨーガ療法アセスメント（YTA）／指導理論　68
　　　1：食物鞘次元の各種指導技法・実習原理　68
　　　　●アンチエイジング・ヨーガ　座位編　70
　　　　●アンチエイジング・ヨーガ　立位編　72
　　　　参考資料2：ラージャ・ヨーガ聖典：パタンジャリ大師著
　　　　　　　　　　ヨーガ・スートラ第2章より引用　74
　　　　参考資料3：ハタ・ヨーガ聖典：スヴァトマラーマ大師著
　　　　　　　　　　聖典ハタ・プラディーピカーより引用　77
　　　2：食物鞘におけるヨーガ療法インストラクション（YTI）／
　　　　指導法の実際　79
　　　　●アイソメトリック・ヨーガ実習　座位編　80
　　　　●アイソメトリック・ヨーガ実習　仰臥位編　83

5）食物鞘における有害事象・発生防止心得　85
　　　1：3種の実習法の確立　85
　　　2：アイソメトリック負荷の強度に注意　85
　　　3：筋緊張／弛緩の落差を意識化した実習の必要性　86
　　　4：発声の移行　86
　　　5：呼気の長さによる違いを意識　86
　　　6：筋緊張／弛緩の意識化　86
　　　7：アイソメトリック負荷ありの実習による内的変化の意識化　86
　　　8：交感神経優位の心身状態をもっている場合　87
　　　9：アイソメトリック負荷実習直後の自然呼吸の意識化　87

６）食物鞘関連事例　87

　　創作事例１：月経前症候群（PMS）に対するヨーガ療法指導報告　87

第２章　生気鞘におけるヨーガ療法アセスメント（YTA）と

　　　　ヨーガ療法インストラクション（YTI）……………………………… 91

１）ヨーガ療法から見た生気鞘での発病理論　91

２）生気鞘におけるヨーガ療法アセスメント（YTA）のための

　　チェックリスト　91

　　１：呼吸器機能（失体感症）の自己アセスメント／チェックを行う　92

　　２：呼気・吸気の流れの“自然呼吸”の意識化ができているかを

　　　　自己アセスメントする　92

３）生気鞘におけるヨーガ療法インストラクション（YTI）／実習理論　92

　　参考資料４：古典からの助言：スヴァトマラーマ大師著　ハタ・プラディー

　　　　ピカー　第２章　プラーナーヤーマより引用　93

４）生気鞘における有害事象・発生防止心得　94

５）生気鞘における実習と症状変化（CCC）／生理学的変化　95

　　１：α波出現と副腎皮質ホルモンの相関関係　95

　　２：ヨーガ療法技法とα波出現の相関関係　96

　　３：ヨーガ調気法とNK活性の相関関係　98

　　４：ブリージング・エクササイズと抗酸化能力との相関関係　98

　　５：IT企業の休憩時のヨーガ療法実習とリラックス効果測定

　　　　調査　99

６）生気鞘関連事例　100

　　創作事例２：慢性閉塞性肺疾患（COPD）に対する

　　　　ヨーガ療法指導報告　101

第３章　意思鞘におけるヨーガ療法アセスメント（YTA）と

　　　　ヨーガ療法インストラクション（YTI）…………………………… 104

１）ヨーガ療法から見た意思鞘での発病理論　104

2）意思鞘におけるヨーガ療法アセスメント（YTA）のための チェックリスト　104

　　1：諸知覚器官の働きをアセスメント　105

　　2：諸運動器官の働きをアセスメント　105

　　　　参考資料5：カタ・ウパニシャッド3章より引用　106

3）意思鞘におけるヨーガ療法インストラクション（YTI）／ 指導理論　107

　　　　参考資料6：パタンジャリ大師著　ヨーガ・スートラ
　　　　第2章　記述の制感技法　108

4）意思鞘における有害事象・発生防止心得　112

5）意思鞘における実習と症状変化（CCC）／ 生理学的変化　113

　　1：瞑想は大脳神経を太くする　113

　　2：瞑想や祈りは遺伝子の活性化パターンを変化させる　114

　　3：瞑想と前立腺がん：伝統的な統合的心身相関介入法　114

6）意思鞘関連事例　115

　　創作事例3：パニック障害と抑うつ状態を呈する
　　　　クライアントへのヨーガ療法指導報告　115

　　創作事例4：交通事故による中心性頸髄損傷に対する
　　　　ヨーガ療法指導報告　119

第4章　理智鞘におけるヨーガ療法アセスメント（YTA）と ヨーガ療法インストラクション（YTI）
　　〜顕在化している知性・感性作用と顕在化している記憶が対象〜‥‥122

1）ヨーガ療法から見た理智鞘での発病理論　122

2）理智鞘におけるヨーガ療法アセスメント（YTA）のための チェックリスト　123

　　1：西洋の心身相関医学を元にしたチェック　123

　　2：知性／感性機能・客観視力チェックリスト　123

　　3：諸感覚器官の制御能力をアセスメントする　123

4：西洋臨床心理学的検査　124

5：認知能力をアセスメントする　124

　　参考資料7：ヨーガ・スートラ第1章より引用　124

　　参考資料8：ヨーガ・スートラ第2章より引用　125

6：行為／カルマ能力をアセスメントする　126

　　A．二極対立の平等感の有無：2章　サーンキヤ・ヨーガ　126

　　B．感覚器官の制御力の有無：2章　サーンキヤ・ヨーガ　127

　　C．集中力の有無：3章　無私の行為
　　　　4章　智慧による行為からの解放　128

　　D．有限・無限の識別力の有無：9章　主宰者の智慧と秘密
　　　　11章　この世のありよう　129

　　参考資料9：他のバガヴァッド・ギーター　心理アセスメント　130

7：アーユルヴェーダの心理的病素アセスメント　130

　　参考資料10：心理的と肉体的病素／ドーシャについて、
　　　　　　　　チャラカ本集より引用　132

　　参考資料11：アーユルヴェーダの心理的病素／ドーシャの理想型／
　　　　　　　　改善目標について、チャラカ本集より引用　134

　　参考資料12：アーユルヴェーダの心理的ドーシャ・アセスメント
　　　　　　　　（APDA）表　136

3）理智鞘におけるヨーガ療法インストラクション（YTI）／
　　指導理論　138

4）理智鞘の浄化法・指導法　140

　　参考資料13：パタンジャリ大師著　ヨーガ・スートラ／
　　　　　　　　ラージャ・ヨーガ瞑想　第2章より引用　140

　　参考資料14：古典からの助言：スワミ・ヴィドゥヤランヤ師著
　　　　　　　　パンチャダシ第1章／ヴェーダ瞑想より引用　147

5）理智鞘における有害事象・発生防止心得　150

6）理智鞘関連事例　150

　　創作事例5：うつ症状に対するヨーガ療法指導報告　151

第5章　歓喜鞘におけるヨーガ療法アセスメント（YTA）と
　　　　ヨーガ療法インストラクション（YTI）
　　　　〜歓喜鞘／我執・心素（チッタ）／忘却された記憶〜 ······················· 155

1）ヨーガ療法から見た歓喜鞘での発病理論　155

2）歓喜鞘におけるヨーガ療法アセスメント（YTA）のための
　　チェックリスト　155

　　1：SOC、STAI、sVYASA健康自己判定表等の活用：
　　　　実習期間前後の変化確認　156

　　　　参考資料15：SOC調査に関して、以下のa.b.c.の能力の有無を
　　　　　　　　　　　見立てる　156

　　　　参考資料16：PTSD判定尺度を判定　157

　　　　参考資料17：PTSD症状の3分類　157

　　2：失社会症（社会からの阻害感覚）の有無を見立てる　158

　　　　参考資料18：バガヴァッド・ギーターからみたヨーガ療法アセスメント
　　　　　　　　　　　（YTA）バガヴァッド・ギーター第16章
　　　　　　　　　　　人心の清浄さ チェック表より　158

　　3：記憶機能チェックリスト：（瞑想実習時に必要とされる）
　　　　過去のある時点での記憶再認知　159

　　4：失自然症（生きる意義の喪失）の有無を見立てる　160

　　　　参考資料19：シャンカラ・アチャルヤ大師著　ヨーガ・スートラ解説
　　　　　　　　　　　（yogasutrabhasyavivarana）の
　　　　　　　　　　　第1章1節　解説より引用　160

　　　　参考資料20：スピリチュアル（宗教的）に不健康／健康な人間の
　　　　　　　　　　　見立て　162

　　5：アーユルヴェーダからのアセスメント　163

　　　　参考資料21：治療の最終目標について
　　　　　　　　　　　チャラカ本集第4篇1章より引用　163

3）歓喜鞘でのヨーガ療法インストラクション（YTI）／
　　指導理論　167

4) 歓喜鞘の浄化法・指導法　168

　　参考資料22：ブリハド・アーラニャカ・ウパニシャッド／

　　　　　　　ヤージナヴァルキァ夫妻の対話　第5章より引用　169

　　参考資料23：パタンジャリ大師著　ヨーガ・スートラ第1章／

　　　　　　　ラージャ・ヨーガ瞑想より引用　169

5) 歓喜鞘における有害事象・発生防止心得　177

6) 歓喜鞘関連事例　178

　　創作事例6：アルコール多飲による不安症状に対する
　　　　　　　ヨーガ療法指導報告　179

　　創作事例7：震災トラウマと向き合うための
　　　　　　　ヨーガ療法指導報告　183

第Ⅳ部　まとめ ……………………………………………………………**187**

第1章　ヨーガ指導と有害事象 ………………………………………**188**

1) ヨーガ療法アセスメント（YTA）の重要性　188

**2) ヨーガ療法インストラクション（YTI）と
　　症状変化（CCC）　189**

3) 最後に　190

第Ⅰ部

背景理論編
人間構造論と機能論

第1章
ヨーガ療法とは何か？

1）ヨーガ療法士が目指すもの

　ヒマラヤ山中で行じられる伝統的ヨーガと異なり、ヨーガ療法が対象とするのは俗世で暮らす一般の人々や種々の疾患を抱えるクライアントたちである。特には、ストレス社会の出現によって世界中で多発しているストレス関連疾患／心身症／生活習慣病に罹患（りかん）しているか、それら疾患を予防したいと願っている人々が指導の対象になる。先の厚生労働省にも提出された「ヨーガ療法の有害事象に関する大規模横断調査」でも明らかなように、全国のヨーガ教室に参加する人々はストレス関連の心身疾患をもった人々が大部分だと言える状況である。従って、我が国だけでなく全世界のヨーガ教室では、ヒマラヤ山中で行じられてきた伝統的ヨーガ行法ではなく、一般人／クライアント向けにアレンジされたヨーガ療法が指導される必要があることを、ヨーガ指導者たちはよく認識しておかなければならない。この一般人向けのヨーガ指導では何がどのように指導されなくてはならないのか？　病気治癒／病気予防を試みる人々が教室に来ているわけであるから、ヨーガ指導の内容は簡単に言えば以下のようになる。

　「ヨーガ療法士／ヨーガ指導者は、生徒／クライアントとの初回時面接によるヨーガ療法アセスメント（Yoga Therapy Assessment/YTA）に則って、現状把握と病状の変化を予測し、ヨーガ療法のカウンセリングであるヨーガ療法ダルシャナ（Yoga Therapy Darshana：YTD）によってヨーガ療法指導で何

ができるかを判断する。その上で、健康回復の方向性をクライアントに示し、指導計画とその実施、症状変化（Changes in the Client's Condition/CCC）の予測と実習効果をクライアントに提示して、クライアントとの間で合意／インフォームド・コンセントできるようにならなければならない」

　つまりヨーガ指導者はまず、新たにヨーガ教室に参加してきた生徒／クライアントとの面接でその生徒の心身状況をアセスメント／見立てをし、どのようなヨーガ技法が指導できるかを考えて生徒との間で合意しておかなければならないのである。「ヨーガはよいから他の皆さんと一緒に実習して、無理だと思ったら自分の判断でやめておいてくださいね」といった、あいまいな注意を伝えて指導に参加させるようでは、有害事象を防げないばかりか、健康促進もおぼつかなくなるのは、その新参加者個人の心身状態をきちんと見立てていないからである。その新参加者が例えば、パニック発作克服を願っての参加なのか、がん再発防止を願っての参加なのか、あるいは会社をうつ症状で休職している間での健康回復を願っての参加なのか、安産を願っての参加なのか。それをきちんと聞き取っての指導でなければ、ヨーガのアーサナもプラーナーヤーマも、そして瞑想も教えられないということは、誰もがわかるはずである。西洋医学の医師が、あらかじめ診察しなければ、薬を出せないのと同じことである。しかも、指導者側がヨーガの諸技法がもつ療法としての生理学的／心理学的な効用をよく理解していなければ、生徒／クライアントの参加希望に対して曖昧な説明のままで指導を開始してしまわねばならない。巷のヨーガ教室でよく言われている「このポーズは○○の病気に効きます」といった指導内容が、きちんとした医学論文になってはいない。医学的証拠／エビデンスがないのに、そのように言われているだけである。こんな状況が我が国だけでなく世界中のヨーガ教室で行われているのが実情であり、本書の執筆動機も、こうした危険な現状の打破を願ってのことなのである。

　従って本書はヨーガ指導者に向けての内容にもなっているが、勿論、種々の疾患に悩む人々の助けにもなるようにも執筆されている。種々のヨーガ療法技

法の一部が本書内に紹介されている。それら誰でも実習可能なヨーガ療法技法は自宅実習も可能なように、ユーチューブのURLが記載されてある。ただし、あなたの心身症状に適した高度なヨーガ療法技法の実習は、ヨーガ療法指導の専門教育を受けている一般社団法人日本ヨーガ療法学会認定のヨーガ療法士の下で指導を受けていただきたい。

2) ヨーガ教師とヨーガ療法士の違い

　1920年代から世界に先駆けて伝統的ヨーガを科学的に研究してきたカイヴァルヤダーマ・ヨーガ研究所に医師として、また教授として30年間奉職してヨーガ療法を世界中に広めてきたDr. M. ボーレ先生を、日本ヨーガ療法学会では2008年から2回にわたって日本にお招きして、ヨーガ療法全般の講義をしていただいた。その際に、ボーレ先生は以下のような趣旨の講義をなさっている。

　「ヨーガ療法とは何でしょうか。最適の生活様式のなかで病気克服・健康維持のためにストレス処理をするのがヨーガ療法であり、三昧と呼ばれる心身統合を体験させてくれます。また、ヨーガ療法の特徴とは何でしょうか。医師や治療士が行う西洋医学の治療法は種々ありますが、クライアントはすべて受け身のままです。麻酔で寝かせられることさえあります。しかし、ヨーガ療法の場合は指導者の指示の下で、クライアントが健康促進法を学び自分で実習します。他の治療法と異なり、ヨーガ療法はクライアント個人が癒やしに取り組みます。また、ヨーガ教師とヨーガ療法士の違いはどこにあるでしょうか。ヨーガ教師の場合はヨーガの技法を教えるだけです。医学的には『ヨーガ薬剤師』とでも言えます。しかし、ヨーガ療法士の場合は人間心理全体を扱い、医学的には『ヨーガ内科医』と言えます。ヨーガ療法士は各技法の効用をよく理解しており、人間心理と心理障害とがわかる人です。人間心理と心理障害とをよく理解している人なのです。異常な人間心理を見立てると同時に、正常な心理状態に戻す技法にも精通している専門家なのです。種々のヨーガ療法技法は西

洋医学／心理学における薬剤や手術法、臨床心理療法と同じと見なされます。ヨーガ療法からみて、健康問題は2種に分類できます。西洋医学の内科／外科的医療ではヨーガ療法は第二義的な療法の位置にありますが、心理／霊性（スピリチュアル）的治療においては、ヨーガ療法が西洋医学／心理学を越えて第一義的療法になります」

　医師としての半生をカイヴァルヤダーマ・ヨーガ研究所でヨーガ療法の研究に捧げたボーレ先生だからこそ語れる、療法としてのヨーガ研究の現状と課題だと私たちは感じている。こうしたヨーガの医学／心理学面での効用と課題とを本書のなかで私たちは簡単に説明した。本書は永年、ヨーガ指導に携わってきたヨーガ教師の皆さんと、その下で健康回復を願ってヨーガ実習に取り組んでいる人々に向けて書かれている。ヨーガ実習による、健康回復の理論と実際をしっかり本書で学んでいただきたい。さらに専門的にヨーガ療法を学びたい人は、医療関係者・心理関係者を問わず、一般社団法人日本ヨーガ療法学会にお問い合わせいただきたい。

3) 歴史的インドのアーユルヴェーダ治療法

　インドのヴェーダ聖典であるアタルヴァ・ヴェーダにその源をもつと言われるインド医学・アーユルヴェーダの内科学の書を残した医師の名はチャラカと呼ばれている。インド全土を旅しつつ、種々の内科的治療法を弟子たちにも教授し、その教授した智慧を弟子たちが集めた（サンヒター）書がチャラカ本集（チャラカ・サンヒター）と称されて現存している。現在、インドに200余校あるアーユルヴェーダ大学医学部は西洋医学部と同数存在し、同じく5年半の医学教育が施され、通う生徒は研修を経てアーユルヴェーダ医師になっている。他方、同書は2000年前に著されたにもかかわらず、内科の医学書として今でもそれら医学部において講義され、臨床の現場でも多用されている。このチャラカ本集第1篇11章54節には以下の記述がある。

　3種類の療法（トリヴィダム・アウシャダム）とは、信仰療法、合理的療法、心理療法の3種類である。信仰療法（運命に基づくもの／ダイヴァ・ヴィヤパーシュラヤ）とは、マントラ／真言を唱えること、薬草や宝石を身につけること、吉祥なる祭式、供養、供物、護摩、宗教的戒律の順守、贖罪、断食、安寧祈願、跪拝（跪いて礼拝する）、巡礼などである。合理的療法（道理に基づくもの／ユクティ・ヴィヤパーシュラヤ）とは、食事や薬を合理的に処方することである。心理療法（精神の解放／サットヴァ・アヴァジャヤ）とは、有害な物事から精神を解き放つことである。（チャラカ本集第1篇11章54節）

（　**解説**　）　一般的にアーユルヴェーダの治療法とは、オイルマッサージや、額に薬油を垂らすシロダラなど、ここで言う合理的療法である。しかし、内科医チャラカは信仰療法と心理療法を挙げて3種の治療法がアーユルヴェーダにはあるとしている。そして伝統的ヨーガの観点に立てば、これら信仰・心理の両療法とも心身相関の健康問題を取り扱うヨーガが担う療法であると言える。ヨーガとアーユルヴェーダが姉妹関係にあると言われる所為はこうした内科医チャラカの言を基にしてのことなのである。

　さらに、内科医チャラカは当時、病原菌を発病因としない病理学的立場をとっていたため、以下のような発病因の解説を行なっている。

　病気は無限にあるが、その理由はその種類が無限だからである。しかし、ドーシャ／病素（病気の素）はそれほど多くはなく、数えられるほどではある。そこで私は図示するようにして、しかもドーシャはしっかりと明示した形で疾患を例示することにする。動性（ラジャス）と暗性（タマス）とは2種の心理的（マナシック）ドーシャ／病素と言える。これらのドーシャは激情、怒り、強欲、混乱、嫉妬、自惚れ、自己陶酔、興奮、恐れ、浮つき等の発生原因となる。ヴァータ、ピッタ、カパは肉体のドーシャ（病気の素）である。これら肉体のドーシャは、発熱、下痢、発汗、肺結核、呼吸困難、頻尿、らい病等の原因とな

る。以上のように、ドーシャは人間存在全体に関係し、疾患は身体の一部に関係するのである。（チャラカ本集第3篇6章5節）

解説 この節で内科医チャラカは病気の原因を"病素／ドーシャ"という概念をもって説明している。しかも病素には2種類あり、1つは肉体上の病素であるヴァータ・ピッタ・カパであり、心理上（マナシック）の病素は動性／ラジャスと暗性／タマスの2種だとしている。これら両病素の働きが乱れるとき、私たち人間の心身に疾患が現れるのである。こうした病因論はロベルト・コッホ（1843〜1910）等が1800年代の後半から結核菌等の病原菌を次々と発見するに至り、"アーユルヴェーダの病素"など誰も振り向かない概念となったかの観があったわけであるが、同じ1800年代に進んできた大量の部品生産と大量消費の文化をつくった産業革命がイギリスに興っている。人間をも生産のための部品扱いする、こうしたストレス社会の到来に合わせて人々が種々の"心身症／生活習慣病"を発症するに至り、一個の人間全体を健やかにさせるアーユルヴェーダとヨーガは再度、ストレス・マネージメント法として脚光を浴びるに至ったわけなのである。病原菌にさらされても、その心身状態が健やかで免疫の力が十分ならば、発病しない人もいるのは、私たちのよく知るところである。また、病原菌の関与なしに生じてくるストレス疾患には、抗生物質は原因療法としての根本治療に役立たないことも私たちはよく知っている。

アーユルヴェーダでは、人間に病気というものが発症するのは、心身状態に関与する病素／ドーシャが原因しているというわけであるが、これら2種類あると言われる心理的病素と肉体的病素の"心身相関"の関係について、アーユルヴェーダでは以下のように言われている。

これら（精神と肉体）の両者が時々に相関し続ける諸病は、激情等や発熱等とが相互に共存しあっている。（チャラカ本集第3篇6章8節）

解説 まさに内科医チャラカは心身相関の立場に立って、アーユルヴェー

　ダとヨーガは人間の疾患を見立て、そして元の健康な心身状態に戻す努力
をする智慧であると言っているのである。

　さらに内科医チャラカは、心身相関の原理でも、心理的要素の乱れが病気発
症の根本原因であるとして以下のように言う。

　*肉体には3種の病素／ヴァータ・ピッタ・カパがある。それら病素が肉体
に影響する。動性（ラジャス）と暗性（タマス）とが心理的病素である。これら
の心理的か肉体的か、両者とが心理に影響するときに、病的状態が生じるが、
それがなければ病的状態は生じない。（チャラカ第4篇4章34節）*

　解説　　本節に記されているように、心理的病素の乱れが肉体的病素の乱
　　　れを招き、それが各種疾患の発症になるという、現代の心身医学の発病因
　　　理解と同じ考えに、数千年も前にすでにアーユルヴェーダとヨーガは立って
　　　いたわけなのである。

　さらに内科医チャラカは、心理の乱れに触れて以下のように記している。

　*心理には3種あり善性・動性・暗性である。善性の心理は欠陥がなく、激
情とか無智さがそれぞれ欠けていることから、動性と暗性とは劣位であるとい
う有益な部分を有している。これら心の3徳性／グナにあってそれぞれは、
生物種の肉体や心の相関関係における種類や程度に相応して無限の種類に
分類できる。つまり肉体は心理に影響され、その逆も然りである。それゆえ
に、いくつかの心理の形がよく知られる形としてその類似性が解説されるので
ある。（チャラカ第4篇4章36節）*

　解説　　人間の心理は常に変化して止まない。それは3種のグナ／徳性に
　　　支配され、ときに善性／サットヴァ・動性／ラジャス・暗性／タマスのいず
　　　れかが支配的になって人間の心理状態が決まるのであるが、これら3種の

グナの内、病素と呼ばれている動性・暗性のグナは決してなくなることはなく、劣位のままそこにあり続けるというわけなのである。従って、私たち人間は心身共に健やかな一生を送りたいならば、できるだけ心理的善性を優位に保つ努力を怠らないことが必須となるわけである。それがひいては肉体／食物鞘の健やかさを促進するというわけである。ここに、現代のストレス社会に生きる人々にヨーガ療法が提供できる健康促進法の存在意義があると言える。であるから、現代のヨーガ指導者は、こうした伝統的ヨーガの心理療法をよく学んでおかなければならないのである。

　以上、アーユルヴェーダ医学のなかに3種あると言われている治療法のなかで、ヨーガが関係する信仰療法と心理療法の2種類を現代社会にあってもヨーガ療法が担っているのが、おわかりいただけたと思う。病原菌が関係してはいない心身相関疾患／生活習慣病を問題にしている現代のストレス関連疾患の生徒／クライアントさんを相手にするヨーガ療法は、これらアーユルヴェーダ医学における診断法と治療法をその指導技法の基礎として、現代のストレス社会のなかで世の人々の役に立てるのである。それでは以下に、ヨーガ療法技法の諸指導法であるヨーガ療法インストラクション（YTI）技法のあらましを解説する。

4) ヨーガ療法に使える3種のヨーガ技法の分類

　インドにおける伝統的ヨーガは大きく分けて以下の四種類に分類できる。1. ギヤーナ・ヨーガ　2. バクティ・ヨーガ　3. カルマ・ヨーガ　4. ラージャ・ヨーガの4種類である。これらの内、4番目のラージャ・ヨーガは、ラージャ／王様という文字が冠されているように、他のすべてのヨーガの技法を統合的にその内に含んでいる王道のヨーガ技法である。そして現代のヨーガ療法も、このラージャ・ヨーガを基本として健康促進が図られるのである。特に伝統的ラージャ・ヨーガの技法中でヨーガ療法として使えるのは以下の3種の技法である。

1：アーサナ等の肉体を動かすヨーガ技法

　この肉体を動かす伝統的ヨーガは"アーサナ"と呼ばれ、座法と和訳されている。生活環境の厳しいヒマラヤ／チベットを縦横無尽に歩き回り、超人的な瞑想修行に耐えられる肉体づくりが主眼になっている。私の師匠も数十時間どころではなく十数日も座を解かずに、飲食せずに、三昧状態で座り抜いていた。そうした強靱な肉体と精神を育てるため、この数百種類にも及ぶアーサナの技法群がある。これらアーサナを行じることで、ヒマラヤ山中の道なき道を数千kmも歩き、素手で崖を上り下りし、橋なき川を渡り、氷河を駆け抜けるように渡りきる四肢の強靱さもヨーガ行者は養ったのである。アーサナとは美しいポーズ造りを競うようなものではない。本書ではそうした伝統的ヨーガのアーサナ・エッセンスを入れたアイソメトリック・アーサナを紹介している。私たちヨーガ療法士は、ヨーガ療法として生徒／クライアントさんたちに強靱な四肢をもてるようにさせることができ、更に介護に無縁の老人たちを誕生させたり、多くのストレス疾患患者さんたちに健康回復効果を提供してきている。その一端となる症例報告は後述するが、現代の運動生理学における筋肉トレーニング様式は以下のように分類されている。

　1. アイソメトリック(等尺性収縮)運動　2. アイソトニック(等張性収縮・コンセントリック・短縮性収縮／エキセントリック・伸張性収縮)運動。主たる筋肉トレーニングは以上の2種類とされているが、私の師匠や兄弟子たちはこれら2種類の筋肉トレーニングを使い分けて修行していた。ヨーガ療法指導でもこれら伝統的ヨーガのアーサナの筋肉トレーニング精髄をきっちりと残しつつ、年齢や性差を問わず、その心と肉体を鍛え上げる筋トレ／心理トレ／脳トレ／自律神経トレ／免疫トレ等々の奏功が期待できるように、伝統的ヨーガ技法内容を変えて指導がなされている。その医学・心理学的な効果は、Pub Medサイトなどの医療系インターネットサイトで毎年数百にのぼる数のヨーガ関連学術論文によって公表されてきている。一般社団法人日本ヨーガ療法学会認

定ヨーガ療法士に向けては、これらのデーター・ベース・サイトも和文で用意されているので、認定ヨーガ療法士たちはヨーガと医学、心理学の学びを日々深める学習を怠らないのである。

2：調気法関連のヨーガ技法

　伝統的ヨーガには、私がヒマラヤ山中で師匠から直接学んだものだけでも100種類を遙かに超える調気法がある。私の師匠もまた、その同じ100種類を超える調気法を10代の初めに西ヒマラヤのカシミール山中ソナマルクという地名をもつ山中で、聖師パラマナンダ・アヴァドゥータ師から習ったと言われている。その聖師パラマナンダ・アヴァドゥータ師もそれより前に、西チベットの聖山カイラス近くの聖地ティルタプリに居住していた聖師アートマナンダ師から習っている。このように、ヒマラヤ山中に伝承される調気法は、一般人が容易には立ち入ることが不可能な異次元の地で伝承されてきている。その伝統を受け継げるかどうかはひとえに、学びたいと願う修行者の心の熱意によって、学びの機会が与えられるのである。この貴重な聖地である聖山カイラス・聖地ティルタプリの地に、私は毎年ヨーガ療法士たちを連れて行き、伝統的ヨーガの真髄を体験できるようにさせている。

　こうした伝統的ヨーガの調気法を、疾患をもったクライアントに伝える場合には、伝承されているままの技法を直接に教えるわけにはいかない。クライアントはヒマラヤ行者がもつ心身の強靱さなどもち合わせていないので、すぐにその副作用が心身に現れて有害事象を引き起こすからである。私も今日までの40年余年にわたるヨーガ修行の間に、何人もの修行者たちが調気法の副作用と思われる疾患で心身バランスを崩すのを間近に見てきている。それらのヨーガ実習者は、伝統的ヨーガとヨーガ療法の違いすらわからないままに、プラーナーヤーマの実習回数を増やしさえすれば心身状態がより健康になるという思いだけで、闇雲にプラーナーヤーマを実習して、有害事象を引き起こしている。本書で取り上げているヨーガ療法の調気法は、そうした有害事象を回避するよう

に修正された調気法が紹介されている。また、先のアーサナとこの調気法を組み合わせたヨーガ療法技法として"ブリージング・エクササイズ"が開発されています。特にヒマラヤ行者の心身強化法のエッセンスを抜かさずに入れたまにしてある"アイソメトリック・ブリージング・エクササイズ"が一般社団法人日本ヨーガ療法学会開発の特別技法として商標登録が取得されている。これらヨーガ療法技法の実習の際には、必ず一般社団法人日本ヨーガ療法学会認定のヨーガ療法士から直接の手ほどきを受けていただきたい。ご自身がこれらのヨーガ療法を専門に教える立場に立ちたい人の場合は、一般社団法人日本ヨーガ療法学会にお問い合わせいただきたい。学会認定のヨーガ療法士には、有害事象発生に伴う保障問題から身を守る"ヨーガ団体保険"も、我が国最大手の保険会社と締結されている。また、毎月のように発生するヨーガ療法指導に伴う有害事象も、一般社団法人日本ヨーガ療法学会のホームページでその一端が公表されている。一度、ご覧いただきたい。伝統的ヨーガの精髄を入れたまま簡素化された技法がヨーガ療法なのである。すでに述べたように、その一端はインターネット上に公開されているので、その指示に従って体験していただきたい。これら諸技法が生徒／クライアントに処方される際には、その心身症を見立ててから指導がなされることも記憶に留めておいていただきたい。

3：ヴェーダ聖典関連の瞑想技法

　伝統的ヨーガにおいての瞑想技法は、初期のものの成立が紀元1000年以上前にさかのぼるとも言われる古ウパニシャッド（奥義書）聖典に、すでにその実習の仕方が具体的に記述されている。私たちがヒマラヤ山中で瞑想修行を師匠と共に行じるときも、以下に記す4段階からなる瞑想修行法が私たち弟子に課せられる。この、歴史的には仏教の開祖ゴータマ・仏陀誕生よりも遙かに古く成立し、現代にあってもヨーガ行者たちが学ぶ、古ウパニシャッド（奥義書）のなかでも最も大部である有名なブリハド・アーラニャカ・ウパニシャッド（大森林派奥義書）第4篇5章6節には、私たちが"ヴェーダ瞑想"と呼ぶ、古来の

瞑想技法が以下のように記述されている。

　かくしてヤージナヴァルキァ師は次のように語ったのです。「まことに、夫で
あるがゆえに夫が愛しく思われるのではなく、真我（アートマン）が愛しいゆえ
に夫が愛しいのである。妻であるがゆえに妻が愛しく思われるのではなく、真
我（アートマン）が愛しいゆえに妻が愛しいのである。（略）万有であるがゆえ
に万有が愛しいのではなく、真我（アートマン）であるがゆえに万有が愛しい
のである。マイットレイーや、真我こそが悟られるべきであり、耳にされる（聴
聞／シュラヴァナ）べきであり、熟考（マナナ）され、深く瞑想（ニディディヤー
サナ）されねばならぬのである。真我（アートマン）をみとめ、耳に（聴聞／
シュラヴァナ）し、熟考（マナナ）の対象にするときに、一切は悟られ／意識化
されるのである。*The self , my dear Maitreyi, should be realized,
should be heard of, reflected on and meditated upon. When the
self, my dear, is realized by being heard of, reflected on and
meditated upon, all this is known.*」（ブリハド・アーラニャカ・ウパニ
シャッド第4篇5章6節「ヤージナヴァルキァ師対話篇〜ヤージナヴァルキァ
夫妻の対話〜」）

解説　これは聖師ヤージナヴァルキァ大師が、その妻マイトレイーに尋ね
　　られた"解脱の境地に達するための修行法"に対する解答なのですが、ここ
　　に4段階からなる瞑想の具体的手法が開示されている。すなわち、聖典や
　　導師の教えをまずよく聞き学ぶ（聴聞／シュラヴァナ）べきであり、次にその
　　教説を自らよく考え（熟考／マナナ）、その熟考が無意識の次元にまで日常
　　生活のなかで習慣化した深い瞑想（日常の瞑想／ニディディヤーサナ）状
　　態になって初めて、私たちは三昧の意識状態のなかでの気づき（悟り／ギ
　　ャーナ）を得ることが可能なのであると解説されているのである。

こうした瞑想の基本となる技法は、この奥義書成立からさらに下る1377年か

ら1386年の間に、南インドのシュリンゲリ僧院においてシャンカラ職を務められた、スワミ・ヴィドゥヤランヤ師の著作である聖典パンチャダシの第1章に、以下のごとくに記されている。

53節：聖句“それは汝なり／これが神なり”の真の意味を見いだすためには、以下の三つの方法が必要とされる。すなわち、まずはその意味の伝統的な解説に対して敬意を払い、信頼をおいて調べ上げ、その教説に耳を傾けることである（聴聞／シュラヴァナ／Sharavana）。また、そうした解説や導師の説明を材料として、沈黙の内に判断力を働かせて分析することである（熟考／マナナ／Manana）。

54節：こうした分析や熟考が確実なものとなり、確信がもてるようになったならば、心は常に真我に集中して、不断の瞑想が可能になる（深い瞑想／ニディディヤーサナ／Nididhyasana）。

55節：瞑想の高い次元に達した心は、あたかも風のないところに置かれた、ろうそくの炎のごとくに安定する。瞑想者と瞑想しているという意識は、すべて瞑想の対象たる唯一絶対なる存在、すなわち真我に没入されてしまう。こうした超常的な意識状態が三昧（Samadhi）と呼ばれている（パンチャダシ第1章53〜55節）。

　不幸にも、こうした伝統的ヨーガの瞑想法が我が国に伝播されなかったがゆえに、いわゆる瞑想は種々に語られていても、その的確な利用法が指導されていないのが実情である。特に弱者である煩悩多き生徒／クライアントと言われる人々に対し、ヨーガ療法として指導できるこのヴェーダ瞑想法は、生徒／クライアントが持つ誤った認知の仕方を修正するための極めて有効な技法であると言える。そのいくつかの技法は本書上下巻においてその一端を紹介した。その全容を学びたい人はヨーガ療法士養成講座を受講していただきたい。

　以上、これら3種のアーサナ・プラーナーヤーマ・瞑想技法を組み合わせて、生徒／クライアントの心身状態を正常状態に戻す努力がヨーガ療法指導者には求められるわけである。ヨーガ指導者が知っているわずかなヨーガ技法を医療／福祉施設等で指導しているのがヨーガ療法ではないのである。古来伝統的ヨーガには生徒／クライアントの心身状態を見立ててから、その心身状態にあった諸技法を指導する智慧が存在している。その一端を紹介しているのが本書上下巻なのである。

第2章
人間構造論と機能論

　次に、前章でご紹介したヨーガ療法インストラクション（YTI）を指導する際、最も重要視される人間構造論と機能論について、簡単に記しておきたい。これは西洋医学における人間の構造論である解剖学と機能論である生理学に該当する、伝統的ヨーガの人間の構造論・機能論なのです。

　肉体構造が壊れて機能障害が生じている病的状態を診断するために、正常な肉体の構造を知る手立てとして解剖学と生理学の知識を西洋医学の医療関係者はもっており、標準形である解剖学と生理学に照らして病的状態を診断することができるようになっている。さらには、元の健康状態に戻す作業も治療法として確立してもいる。古来インドにあっても伝統的ヨーガでは、以下の構造論・機能論が語られてきている。そして、その構造と機能が壊れているがゆえに疾病が発症し、その構造破壊を元の健やかな状態に戻すのが、アーユルヴェーダの3種の治療法であるとされている。その内の1つが医食同源を旨とする合理的療法（肉体次元）であり、ヨーガが分担するのが宗教的・心理的な健康促進法と言えるのは、すでに紹介した。ちなみに、中国医学では陰陽五行説による人間構造論と人間機能論が語られており、正常な人間構造と病的機能状態を識別し、元の状態に戻す技法も確立している。インドにあってはヨーガを人間教育／治療の手段として活用するに際し、以下の人間存在の構造論・機能論が紀元前から伝承されており、今日まで活用されてきている。その見立てと指導の理論を聖典に基づいて簡単に解説するが、詳しくは、ヨーガ療法士養成講座を受講していただきたい。

1）タイティリーヤ・ウパニシャッドの人間五蔵説

　"人間五蔵説"という概念が古来、インドで言われてきている人間の構造論・機能論である。この説は紀元前1000年をさかのぼるとも言われる古ウパニシャッド聖典群のなかでも特に、タイティリーヤ・ウパニシャッド聖典のなかに記された人間の構造論・機能論である。その記述の一端を第3章ブリグ・ヴァリーから紹介したい。

1節：ヴァルナの息子ブリグは、父のヴァルナのもとに行き「父上！　私に絶対者ブラフマンについて教えてください」と言った。ヴァルナはブリグに対して「食物、生気、視覚、聴覚、意思、言語である」と告げた。さらに「それからまさに、これらの生きものがそこから生まれ、生きものがそれによって生き、死ぬときにそれら生きものがそのなかに入っていくもの、それを悟れ。それが絶対者ブラフマンである」とヴァルナは告げた。

　ブリグは（熟慮の）苦行（タパス）を行じた。（熟慮の）苦行を行じた後に、（略）

　解説　伝統的ヨーガでは俗世にあって変化して止まない事物に依存して生きるのではなく、不動・不変なる存在に足場をおいての生き方が望まれている。そして私たちが問題にしている心身症／生活習慣病に罹患する場合にあっても、これら無常なる俗世の事物に引きずられる生活態度が種々のストレス疾患に罹患する原因とも言えるわけである。具体的に言えばそれらは例えば"人間関係・お金・自尊心"である。それゆえに、こうした人間五蔵説から解説される人間存在のあり方を理解することで、俗世を永きにわたって生き続ける私たちの人生行路を、どのように自分を操縦して生きていったらよいかという解答が得られるのである。その解答の1つが不生・不滅・不変・不動なる存在である絶対者ブラフマン（梵）を自己像と一体化させるという生き方なのだというわけである。

2節：ブリグは「*絶対者ブラフマンとは食物（アンナ）である。なぜなら、生きものは食物から生まれるからである。生まれたものは食物によって生き、生きものは死ぬと食物のなかに入るからである*」と、悟った。

　かくのごとくに悟った後にブリグは、再び父ヴァルナのもとに行き「父上！　私に絶対者ブラフマンのことを教えてください」と告げた。父ヴァルナはブリグに対して「（熟慮の）苦行によって絶対者ブラフマンを理解せよ。絶対者ブラフマンは（熟慮の）苦行である」と告げた。ブリグは（熟慮の）苦行を行じた。（熟慮の）苦行を行じた後に、（略）

<u>解説</u>　この節以降、父ヴァルナと息子ブリグの問答は人間の五蔵（鞘）に関して展開されていく。私がヒマラヤ山中にあって導師スワミ・ヨーゲシュワラナンダ大師様とラージャ・ヨーガの修行に当たっていたときも、インド5000年のヨーガの智慧は“アートマ・ヴィギヤーナ／真我の科学”と称される真我／アートマンを相対的に悟る／ヴィギヤーナのための修行の日々であった。その修行の理論的背景はこの人間五蔵説に他ならなかったのである。すなわち、それぞれ本節の食物／肉体のコーシャ／鞘／カヴァー（被い）から始まる人間存在の被いは、真の自分ではないという確信の悟りを得る修行の日々であった。当時90歳に達していた私の師匠はその修行を80年にもわたり行じてきており、その“アートマ・ヴィギヤーナ”の真智は、チベット高原の聖地ティルタプリに300余歳とまで言われて生きていらっしゃった、聖師アートマナンダ大師様に伝授された師資相承の智慧であるとはっきりと語っておられた。まさに、本節の問答は私たちがヒマラヤ山中で日々研鑽したヴェーダ瞑想が文字化されているものなのである。

　以下、父ヴァルナと息子ブリグの問答は食物鞘・生気鞘・意思鞘・理智鞘・歓喜鞘と人間五蔵が真の自分自身ではないという結論に至りつつ、人間存在の最奥に住まいする真我／アートマンの悟りへと至るのである。その全文は割愛しますが、その最終の鞘である歓喜鞘についての記述を以下に紹介したい。

*6節：ブリグは「**絶対者ブラフマンは歓喜（アーナンダ）である。なぜなら、生きものは、まさに歓喜から生まれるからである。生まれたものは歓喜によって生き、生きものは死ぬと歓喜のなかに入るからである**」と、悟った。*

（略）これがヴァルナと息子ブリグの智慧であり、この智慧は天上界にあって最高と位置づけられ、この智慧を悟る者も最高位に位置づけられる。この者は食物を所有し、食物を食べる者になる。多くの子孫や家畜を所有し、神聖なる智慧の輝きに恵まれて偉大になり、名声によっても偉大になる。

解説　ヴァルナ父子の問答はこの歓喜の鞘で終わるわけであるが、この歓喜鞘が真の自己存在と同一であるとは言っていない。歓喜の鞘は第5番目のものであり、さらにその内奥にこれら各鞘を生みだす動力因たる真我（アートマン）が鎮座しているからである。そしてむしろこの歓喜鞘に属する内的な心理器管である我執(がしゅう)（アハンカーラ）と心素(しんそ)（チッタ）のなかでも、とりわけ心素（チッタ）こそが記憶の倉庫として機能していることは、古来ヨーガ行者たちが認めてきているところであり、紀元前300年頃に聖師パタンジャリによってまとめられたと言われている、ヨーガの根本経典であるヨーガ・スートラには、「**記憶とは、かつて経験した対象と心素（タッチ）の内にとどめることである**」（パタンジャリ著ヨーガ・スートラ第1章11節）と記されている。そしてパタンジャリ大師は聖典ヨーガ・スートラの冒頭で、「**ヨーガとは心素（チッタ）の働きの止滅である**」（ヨーガ・スートラ第1章2節）とも記している。すでに忘却されてしまっている記憶のすべても含めて、心素（チッタ）は記憶の倉庫になっていると言われており、その記憶の働きすべてを止めて滅せさせるのがヨーガであると聖師パタンジャリ大師は言っている。

　こうして種々の記憶と、自らの存在を重ね合わせる"誤った認知"であるトラウマ／PTSD疾患も含めて、過去の記憶は多大な苦悩を私たちの与えている事実は世間でもよく知られている。この記憶の倉庫たる5番目の鞘から自己存在を切り離して脱することが、最終的には真の我／真我（アート

19

マン）という存在に行き着くヨーガの究極目標になっているのである。西洋
医学における健康回復は、本節で言われる最も外側の"食物鞘"だけが問
題視されていることを、私たちはよく覚えておかねばならない。それだけで
は不十分なので、西洋医学では"心身相関の医学"であり、心を治療して内
科疾患を癒やす心療内科の専門医師たちが働いている。私たちヨーガ療
法士は、こうした専門医と一緒に患者さんたちの健康促進の現場で働いて
もいる。それは、私たちのヨーガ療法が心と肉体の双方を自在に操作でき
る技法であり、しかも、これらの諸技法は数千年のときを多くの修行者たち
が、自らの心身を使って検証してきた実体験に基づいて伝承されてきた技
法の数々故に、その信頼性は確かなのである。

以上、図1のように人間存在を食物鞘・生気鞘・意思鞘・理智鞘・歓喜鞘
の五種の鞘／カバーに分類し、その鞘の機能不全を見つけて元の機能に戻す
作業の基礎概念となっているのが、この"人間五蔵説"なのである。

タイッティリーヤ・ウパニシャッドでは、
五蔵からなる人間存在を系統的に解説している。

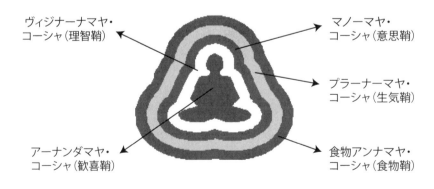

ヴィジナーナマヤ・
コーシャ（理智鞘）

マノーマヤ・
コーシャ（意思鞘）

プラーナーマヤ・
コーシャ（生気鞘）

アーナンダマヤ・
コーシャ（歓喜鞘）

食物アンナマヤ・
コーシャ（食物鞘）

図1　人間五蔵説

2) カタ・ウパニシャッドの人間馬車説

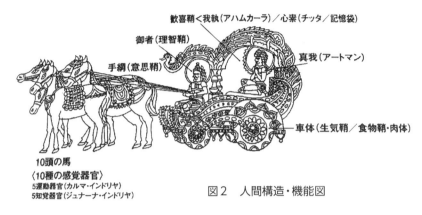

図2　人間構造・機能図

　紀元前1000年頃から伝承されているヨーガ聖典である、古ウパニシャッド聖典に属するカタ・ウパニシャッド聖典中にも、人間五蔵説同様の以下に記す人間構造論と機能論が記述されている。こうした理論を考えだした理由はただ1つ、常に動いて止まない私たち人間存在をどのように上手に、事故なく操縦するかというヨーガ行者たちの動機があるからと思われる。自動車や飛行機は勿論、いかなる機械でもその基本構造と機能の理解なしに、操作／操縦は困難である。そしてまた、今日までの数千年間にわたって伝承されてきた先の"人間五蔵説"と、本節の"人間馬車説"であるから、これらの人間構造論と人間機能論の実用性は間違いがなかったと言える。だからこそ今日まで伝承されているのである。以下にそのカタ・ウパニシャッドが、人間存在を10頭立ての馬車に例える"人間馬車説"というもう1つの構造論と機能論を、カタ・ウパニシャッド第3章から紹介する。

1節：この世界には、究極存在の座たる心臓内の空間に座し、その善行の結果を享受する（パラマートマンとジヴァートマンという）二者が在り、神智をもつ者はこれら両者を陰と陽と呼ぶ。または、家庭にあって5種の護摩供養を行う者と、日に3度ナチケータス護摩供養を執行する者と呼ぶ。

解説　ナチケータス王子は父のヴァージャシュラヴァサ王の怒りに触れて、冥界の死神ヤマ(閻魔)の元に行かされてしまう。そこにあって、三日三晩ヤマの帰りを待たされたナチケータス王子は死神から、3つのどんな願いごとでも叶えてあげると告げられるのである。その1番目の願いは父王との和解、そして2番目が本節にある護摩供養執行による天国へ赴く願いであった。それら2つの願いは、死神ヤマによって叶えられたのである。

2節：我等はすべての犠牲祭からなる（苦悩を渡る）橋であるナチケータス護摩供養を執行できるのである。また、至上なるものにして不滅であり、恐れをいだかぬブラフマ神であり、輪廻転生の海を渡らんと欲する者の避難所でもある絶対者ブラフマンを、我等は悟ることができる。

解説　しかし、ナチケータス王子が選んだ3番目の願いごとである"天国／地獄を超えた絶対の世界に行く智慧を知りたい、と伝えられた死神ヤマは、その願いだけは叶えてあげたくないとナチケータス王子に告げるのである。この智慧こそ、歴代のヨーガ導師たちが伝承してきた絶対者ブラフマンを悟る智慧であり、その智慧を悟った人物は死神ヤマの魔の手からすり抜けてしまい、死神の支配から脱してしまうので、ヤマは教えたくないと言ったのである。

3節：真我（アートマン）を車中の主人と知れ。身体（シャリーラ）は車輌、理智（ブッディ）は御者、意思（マナス）は手綱と知れ。

解説　絶対の真智を教える代わりに、ヤマは金銀財宝や長寿や子孫の繁栄を与えるからとナチケータス王子を俗世の快楽へと誘うのであるが、王子はそれら"限りあるもの"一切の受領を拒否して、あくまでも絶対の智慧を得たいと願った。この第3の願いを受けて、ヤマが解説するのが、このカタ・ウパニシャッド第3章であり、絶対の真智に達するには、本節に解説される

ような人間の構造論と機能論である、"人間馬車説"をよく理解して自分
を上手に動かして生きろと言うのである。

*4節：諸感覚器官は馬たちであり、感覚器官の対象物が道である。真我と感
覚器官と意思が一つとなったものを、賢者は享受者（ボークタ）と呼ぶ。*

（解説）　死神ヤマの誘惑にも乗らなかったナチケータス王子に対して、本節
ではさらに真理に達する上での背景理論となる人間存在の構造論と機能
論である10頭立ての"人間馬車説"を死神ヤマは詳細に説いている。一
般の人々には、本節にあるような"感覚器官の対象物"を追い求めて"享受
者"となり、各種生活習慣病や心身症、精神疾患に苦しむ場合が多いのは、
私が改めて解説する必要がないと思う。

*5節：もしも、その者の意思が常に落ち着きがなく、正しい判断力によって制御
されていないと、その者の諸感覚器官は、駻馬（暴れ馬）の御者に対する
がごとくに、統制できなくなる。*

（解説）　本節は、ストレス社会に生きて感覚の満足に終始している人々の性
格特徴を"ヨーガの人間機能論"からアセスメント／見立てる方法を、例示
している。すなわち、10頭の馬である感覚器官を上手に制御できずにい
る人間の心身機能は、暴れ馬にまたがって生きているような危ない人生にな
ると言うのである。

*6節：しかし、その者の意思が常に落ち着いており、正しい判断力によって制
御されていれば、その者の諸感覚器官は、良馬の御者に対するがごとく
に、統制できるようになる。*

（解説）　私たちの内的心理器官の1つであり、人間馬車説では御者とされ
ている"理智／ブッディ"が智慧で満たされて、物事の真実をよく認知して
予測をたてて判断し、決定をくだすことができる"人間機能"を有していれ

ば、外界の事物に"過剰適応"している10頭の馬／感覚器官でも、良馬の
ごとくに上手に制御された動きをするようになる。また、日々の生活習慣を
はじめ、ストレス過多の生活のなかでも有害な嗜好品に過度に依存しなくな
るはずだという、"ヨーガの機能論"を本節では説いているのである。

*7節：さらに、その者が正しい判断力をもち合わせず、意思の働きが制御され
ておらず、常に不浄であるならば、決して至上の境地に到達しえず、輪廻
転生（サンサーラ）に陥る。*

（解説）　人間の死後、輪廻転生するかどうかは別として、暴れ馬（駻馬）のご
とくの10種の感覚器官を上手に制御できないままに数十年の日々を生きる
としたら、その乱れた心理作用は必ずや中枢神経系は勿論、内分泌系、免
疫系の機能を冒し、ひいては各種肉体臓器の機能を冒さずにはいられない
はずである。従って、本節にあるような、"至上の精神状態に達していなけ
れば"諸病発症の人生を送らざるを得なくなる。であるから、今生が地獄の
ごとくなるとも言えるわけである。この転生まで言わなくとも、今生を地獄と
させてしまう多くの心身症患者／生活習慣病の皆さんたちの事例を挙げて
いるヨーガ聖典の教えと理解できる本節なのである。

*8節：しかし、その者が正しい判断力をもち、常に清浄にして、意思の働きが制
御されていれば、まさしくその至上の境地に到達し、そこから再生すること
はないのだ。*

（解説）　ヨーガ療法においては、生徒／クライアントさんの心身の乱れ、
特に"心理機能"の乱れを問題にする。アーユルヴェーダにおける心理的
（マナシック）ドーシャ／病素である心理作用が動性／暗性優位になって
いる状態を問題視するわけである。しかし、馬車の御者である"理智／ブッ
ディ"を訓練することで、手綱（意思）さばきに問題がなくなり、本節にあるよ
うな至上の境地／三昧の境地が常時実現されて、心身の乱れによる発病

因が活性化するのを予防できるようになるのである。こうした"心身の機能論"を基にして、健やかさ実現を目指すのがヨーガ療法であり、そのための"理智／人間馬車説における御者／ブッディ"の訓練という理智教育を、肉体（アーサナ）、呼吸（プラーナーヤーマ）、心（瞑想／ディヤーナ）の３次元で指導するのが、ヨーガ療法インストラクション（YTI）でありヨーガ療法ダルシャナ（YTD）なのである。このYTDの解説は本書下巻を一読いただきたい。その具体的な指導法はヨーガ療法士養成前後期講座を受講いただきたい。

3) アーユルヴェーダ（チャラカ本集）の人間構造論と　人間機能論

　西暦元年頃の内科医チャラカが記した内科の医学書／チャラカ・サンヒターには、伝統的ヨーガとほとんど同じとも言える人間存在論と機能論が記されている。その構造／機能論に則って治病に関しての諸技法も書き残されている。既述したように、西洋医学は人間存在の"肉体／食物鞘"に特化しての人間存在論である解剖学と機能論である生理学を理論的背景とさせている。これら正常な構造と機能を基準にして、悪化している構造・機能を疾患として発見する方法である診断法と、構造と機能を正常に戻す方法としての治療理論／実際の諸医学技法を常に洗練させるようにしてきている。アーユルヴェーダにあっても、以下の理論的背景をもって、人間の構造と機能を理解し、その理想的状態とは異なる病的状態を見つけだす諸技法と理想形に戻す諸技法である治療法が確立されている。それらアーユルヴェーダの人間構造論と機能論を簡単に、チャラカ本集第4篇1章から説明したい。

3〜15節：賢き者よ、その構成要素による分類で真我というものはどのように分類できるのか。どのようにして、真我は（肉体の）原因となるのか。真我が生じてくる源とは何か。真我とは識る状態にあるのか、あるいは無智

な状態にあるのか。永遠存在なのか、それとも有限なる存在なのか。根本自性（プラクリティ）とは何なのか。根本自性からつくりだされるものとは何なのか。真我の特徴とは何なのか。

真我を悟った賢者たちは、真我は動きをもたず、他に依存せず、万能であり、万所不動であり、万所遍在であり、肉体を観る観照するものであると言う。そこで主よ！　行為なきところに、いかに行為が生じるのか。もしも依存なきものというならば、真我は存在しなくてもよい存在からどうして存在するようになったのか。

真我が万能の存在というならば、苦悩を抱える存在となるようになったのか。万所不動な存在であるならば、真我はどのようにしてすべての感覚を感じないようになったのか。もしも万所遍在の存在というならば、丘や壁に遮られた（ある物体を）なぜ見ないのか？

また、肉体と肉体を観照するものと、どちらが早くにあったのかという疑問もある。それというのも、肉体を観照する存在が肉体よりも先に存在していなければ、肉体の存在については言えなくなるし、肉体の方が先に存在しているとするならば、肉体を観照するものは有限なるものということになる。他に行為者がいないとしたら、真我は誰を観照するというのか。異常性を欠いたそのなかに、苦悩の種々の思いがどのようにして存在するのか。

主よ！　過去・現在・未来といった3種の時間に関連して、医者はクライアントのいつの時点での苦しみの感覚を治すというのか。それというのも、未来の苦しみはまだ生じてはいないし、過去の苦しみはすでに去っているし、現時点での苦しみは変化しているわけであるから。苦しみの感覚の原因とは何で、その根本とは何なのか。これらすべての苦しみの感覚はどこにあって完全に終わるのであろうか。

全知とか、万物からの解放とか、結びつきからの解放とか、唯一とか寂静とか被造物の真我といったものは、どのような特徴をもっているというのか。これらアグニヴェーシャの質問を聞いて、賢者にして真我の寂静

を悟るプナルバスは、それらの質問にすべて的確に答えたのである。

解説　アーユルヴェーダの伝承が俗世に伝えられたことについて、一種の神話のような話が作られている。すなわち、優秀な賢者Baradwaja ／バラダワジャが天空に行き、インドラ神からアーユルヴェーダの医学を教わり、それが弟子Atreya ／アトレーヤに伝わり、さらにその弟子Agnivesa ／アグニヴェーシャに伝わり、さらにその弟子Charaka ／チャラカに伝えられた、という話である。その信憑性はともかく、アーユルヴェーダでは、人間生命の根源である真我（アートマン）を自己存在と合一させることが、真の健康実現と考えられているのである。

　サンスクリット語でもヒンズー語でも健康を表す言葉は"スヴァ・スタ／私の・存在"という語になっている。このスヴァスタなる語は、西に伝わってペルシャ語で"ハ（スヴァ）スタ"と発音され、さらに西に伝播してヨーロッパの英語では"ヘルス／ Health"となったという言語学からの指摘もある。この真我を自己存在と重ね合わせずに、変化して止まない社会的地位や財産や肉体や各種心理作用と自分とを重ね合わせているので、人間には種々の苦悩が生じてくる。本節は、アーユルヴェーダの医師とは、その誤った認知の仕方を癒やす存在であるとの内科医チャラカの解説なのである。アーユルヴェーダとは単に薬油のマッサージや薬草を服用するだけではないのである。永遠不変なる存在である"真我"に行き着くという、精神の解放までを目的とした医学なのである。その"真我"とは、物質次元の事柄を問題にする医学にはふさわしくないほどに抽象的に思える概念であるが、しかし"真我＝生命そのもの"と言い換えれば、生命そのものは、医学や心理学にあっても重要な概念であり、生命がなくなって骸と化した死体を問題にする医学も心理学もないわけである。"真我"を問題にする"アーユル／生命のヴェーダ／科学"という用語自体が、"真我"の概念の問題から解説されてもおかしくはないわけなのである。この真我がすべてを観ていて"運動"といった動きがない存在が真我なのか、どうなのか、真我は何を源にし

ているのか、物質の根本と考えられている根本自性（プラクリティ）との関係
はどうなのか、病気という苦悩を抱えるに至っている病人の過去・現在・未
来のどこを癒やすのが医学なのか、真我を根源にもつ人間存在の一体、ど
こを癒やすのが医学なのか、といった根本的な疑問が本節では提示されて
いる。西洋医学の治療においても、時々に患者側から“医師は数値ばかり
を見ていて、患者である私自身を診てくれない”という不満が出てくるのも、
患者の生命現象を肉体中に直接に診ようとしない医師がいるからだと思わ
れる。アーユルヴェーダはクライアントの生命現象全部を診る医学なので
あり、ヨーガもその重要な健康促進法を担っている技法なのである。

**17節：再度、構成要素の分類から言うと、真我は24の構成要素を有してい
ると言われるが、すなわち、意思と10種の感覚器官、5種の知覚対象物、
それに8種の実体（アヴィヤクタ、マハット、アハンカーラ、それに5微細元
素）からなる根本自性（プラクリティ）である。**

（解説）　さらにアーユルヴェーダでは、それら5元素から造られてきている
24の要素を挙げて、生命原理である真我を取り囲むようにして、それらの
24種の要素が人間存在を構成していると、人間構造論を解説している。
勿論、こうした構造論は解剖学といった現代科学の人間構造論とは異なる
ものとの印象を受ける。しかし、インドのアーユルヴェーダが東に伝播して
できたと言われる中国医学の“陰陽五行説”もそうであるように、アーユル
ヴェーダ医学もこうした背景理論を基礎にして治病に取り組んできた歴史
の重みも考慮する必要があるわけである。

**18～19節：意思は真我と知覚器官とその対象物と接触しているにしても、
つくりだすことに関係する実体であり、それに従うか否かは別にしても情
報に関係する実体である。微細さと一体性が意思の属性とされている。**

（解説）　アーユルヴェーダでは、外界からの情報収集は“意思／マナス”と

いう内的心理器官（意思は人間馬車説における手綱）がその任に当たると解説されている。アーユルヴェーダでも伝統的ヨーガでも、人間機能を狂わすのは、この"意思／マナス／手綱"の先につながれている10頭の馬たる（目・耳・舌などの）諸感覚器官を介して"理智／ブッディ"に伝えられる外界からの情報であるとされている。それらの諸情報が、理智の認知・判断を狂わせる刺激となり、人間機能全体を狂わせるとされているのある。であるから、正すべきは外界からの諸情報を処理する"理智／ブッディ"が有する認知機能だと言われているのである。アーユルヴェーダと伝統的ヨーガの人間機能論は、主にこの理智機能の見立てと修正とになっているのであり、その理智教育等の概説は本書下巻を参照していただきたい。

22～23節：感覚器官の対象物は意思と共に諸知覚器官によって受け取られる。その後にあって意思はその益不益を分析し、それを理智に伝え、理智はその情報を元にして言葉を発するか、あるいはあらゆる情報を基にして何か行動を起こすかといった決定をくだす。

解説　ヨーガ哲学とアーユルヴェーダの考え方が少し異なるのは、"意思"と"理智"の機能分担の相違である。伝統的ヨーガでは、"意思"は情報の授受のみを行い、"理智"は情報の認知・予測・判断決定・行動指令等をすべて行うとされている。その役割分担がどうであれ、こうした内的心理器官の働きがアーユルヴェーダ医学でも想定されているのは、これら内的心理器官の機能障害が発病因となることを想定しているからである。また、これが現代医学においても想定されている、ストレス性の心身症・精神疾患の発病因に通じていくのは、誰もがわかるはずである。

37～38節：この世にあっては行為やそれからの結果、智慧と無智、快苦、生死と所有といったことに人々は従属している。この真実を識る者は、創造と破壊とを悟っており、（継承されている）伝統と治療法と識られるべきこ

とを理解している。

解説　自分の心理を客観視できる者と、自分の心理作用に取り込まれて自分を見失っている者とでは、日々の生活からはじまって、人生全体の様相までが違ってくる。内科医チャラカが数え上げる3種の治療法のなかでの2種になる信仰療法と心理療法とは共に、人間心理に関係している療法であり、これら両療法は伝統的ヨーガの諸技法を駆使しているのであり、現代においてはヨーガ療法士が生徒／クライアントの心理的病素の健全化を図っているのである。その主な指導法の1つは、本節にあるような快苦、生死といった二極対立の思いからの解放を生徒／クライアントに指導することである。

53節：**究極我は永遠存在なるがゆえに、その原因というものを有しないが、個我は（いくつかの実体の）集合体ゆえに、無智さと嫌悪の思いと共に生じてきている。**

解説　肉体の諸臓器、それに4種（意志・理智・我執・心素）の内的心理器官と共にある私たち人間は、無智さの集合体となっており、これらに囲まれてある個我／ジーヴァを無智さから解放させるのが究極の医学であるとされている。ここにアーユルヴェーダのなかにあっての健康実現のためには、肉体の病気だけでなく、人間心理全体を智慧ある健やかさに導いていく伝統的ヨーガの重要性が出てくるのである。

75〜76節：**意思には意識がないが、しかし、（活動しない）真我が意識の火を灯している間は、活動的になっている。万所遍在の存在は、意思と結びつくことで活動的になるのである。真我は"行為者"と言われているが、意思は意識作用を欠いており真我は意識作用なので、その動きにもかかわらず行為をする存在ではないのである。**

解説　本節からは、"真我"に関する解説を内科医チャラカは展開してい

る。伝統的ヨーガにおいても、この真我を悟れる境地に行き着くことが、修行の目的になっているのであるから、アーユルヴェーダが考える究極の健康状態は、ヨーガの諸技法を実習してこそ得られるものと言っても過言ではない。そして内科医チャラカの言うように、私たちは本来、生命原理そのものではない意思や理智といった内的心理器官を駆使して、この真我の悟りへとヨーガの実習体験を深めていく必要がある。真我自体は、生命原理としての生命エネルギーをただ提供しているだけであり、それは丁度、太陽が光と熱を地上に降り注いでいるだけであるのに、この地上では実に多彩な生命現象が太陽の光の下で日々繰り返されているのと擬せられる。光源である太陽自体はそれら諸生命現象に一切関与していないのと同じように、真我もその生命力を心身（人間五蔵／人間馬車）に送っているだけで、私たちの心身に生じる諸生理／心理機能には一切関与しないのであると内科医チャラカは解説している。こうした記述を見ると内科医チャラカはヨーガ行者としての資質を豊かにもっていたと言ってもよいと思う。或いは、内科医チャラカは聖師パタンジャリと同一人物という説もあるほどなのである。

77節：真我だけが命あるものを導いており、他のなにものも真我の主たりえない。

解説　アーユルヴェーダと伝統的ヨーガの考え方では、この大宇宙をつくりだした意識原理が"真我"とか"神我"と呼ばれる存在であり、他にも"真人／プルシャ"と呼ばれるときもあり、宇宙の動力因と呼ばれるときもある。これら純粋な生命原理にたどり着くのが人間の生きる目的になっていると伝統的ヨーガでは考えられてきているが、アーユルヴェーダにおいてもクライアントをこの"純粋生命原理"を悟る境地にまで導くのが医師の役割と考えられているのである。だからこそ肉体の不具合を治す合理的療法だけでない、あと２つの信仰療法と心理療法があると内科医チャラカは言っているのである。

78節：真我とは何かの行為を始めなければならない存在ではないが、行為の
*　　　結果を享受する立場にはある。真我に意識を集中すればするほど、万物*
*　　　から解放される。*

　解説　真我は自ら行為はしない。行為する存在ならば、変化するという属
　　　　性をもつことになり、永遠不変なる存在とは言えないからである。しかし、被
　　　　造物を動かす原因にはなっているので、それら被造物が変化した結果を引
　　　　き受ける存在ではある。この真我に意識を向けていく技法がヨーガと呼ば
　　　　れており、真我と一体化している意識状態もヨーガ／三昧と呼ばれてきてい
　　　　るのである。この三昧の意識状態になっていることが、変化して止まない俗
　　　　世から解放されて脱している解脱の意識状態と言われる。ヨーガ療法指導
　　　　もこの境地にまで生徒／クライアントさんたちを導こうとしている。ヨーガ
　　　　療法とは、単なる肉体次元の骨盤調整とか、痛みの制御や筋肉トレーニング
　　　　を教える技術ではないのである。

　以上、伝統的ヨーガとその考え方を同じくするアーユルヴェーダの人間構造
論と機能論を簡単に紹介した。
　最後に内科医チャラカが説く医師としての心得を紹介して、医師とはなにを
せねばならないかを考えてみたい。ヨーガ療法士たちも同じ心得で生徒／クラ
イアントさんたちに対応しているからである。

4）内科医チャラカが説く医師としての心得

　以上の人間構造を踏まえ、内科医チャラカは以下のように医師としての心得
を説いている。本書の場合、医師をヨーガ療法士と読み替えて、チャラカ本集
第3篇8章の各節を理解していただきたい。

3節：医師になろうと思う者はまず、自分の思いを内省しつつ、その効用論文
*　　　と、後遺症がいつどこで生じてくるかといった結果もよく調べておかなくて*

*はならない。この世のなかにはたくさんの医学論文が著されているが、そ
れらのなかから私たちは以下のような重要なものを選びだすこと。著名
で優秀な人々によって使われた処方、多くのアイディアに満ちたもの、その
道の権威者から認められたもの、（甲乙丙と）3分類されるすべての弟子
たちからも優れて有用であると認められたもの、多用されても問題のない
もの、聖賢たちがよく議論し結論を導きだし導入も構成されているもの、
基礎のしっかりしているもの、多方面から記述されていてわかりにくさや
弱点のないもの、伝統の智慧に則るもの、本質に達するようにされている
もの、首尾一貫しているもの、理解しやすく症例が個々に区別されてある
もの、症例がきちんと例示されてあるもの、（無智の）暗さを太陽が照らし
だして全体を明示してくれるような医学論文。*

解説　本節を読むと、現代西洋医学における医師の心得と呼んでもよい
ほどのことを内科医チャラカは記している。また、ヨーガ療法においても、正
確な指導理論背景と健康回復の機序を明らかにする症例報告が必要であ
ることが、本節からうかがい知れる。すなわち、ヨーガ療法の人間存在・機
能論である人間五蔵説／人間馬車説を基にしての理想的な人間存在を踏
まえて、クライアントの理智の機能不全をアセスメントし、その上で正常な理
智とする。人間機能論を基にした指導理論とその有効性を裏打ちする多数
の症状変化報告が必要であり、一般社団法人日本ヨーガ療法学会では毎
年日本各地で開かれる研究総会でこうした貴重な情報を蓄積し、症例報告
も出版している。

*4節：それゆえに（医師になりたい）人は師を調べなければならない。師匠と
はクライアントに対してはっきりと理解しており、実際の対応法も見立てら
れており、治療技術に長けて、友好的で、清浄であり、臨床経験が豊富で、
医療器具も豊富にあり、健康状態に対するすべての智慧を有しており、人
間構造の知識にも長けている。行為というものに精通しており、その知識*

は完全であり、自惚れも嫉妬も怒りも躊躇もなく、弟子にとっては父のよう
な存在であり、優れた師匠の資質をもっており、理解させる力もある。それ
は丁度、雨期の雨が豊かな収穫をもたらすように、そうした資質を有した師
は弟子に対して短時間の内に医師としての諸資質を教え込むのである。

（**解説**）　アーユルヴェーダにおける優れた医師とは、人間の理想的構造と
理想的機能の知識を正確に有しており、その理想的構造と理想的機能に
照らして、心身に障害が生じている部位の見立てができる公正な智力を有
しており、人を理想的な構造と機能に戻す技術もよく理解して弟子に教授
し得る人物のことと言われている。ヨーガ療法の場合は、こうしたアーユル
ヴェーダの心理面である意思・理智・歓喜鞘次元の理想的な心理機能を
ヨーガ療法士がよく理解するために、多くの伝統的ヨーガ関連の聖典中に
記述されている心理的(マナシック)ドーシャの動性・暗性以外の、善性優
位の心理作用をよく理解しておかねばならない。その上で、動性・暗性の
心理作用がどのようにそのクライアント中に作用しているかをアセスメント／
見立てて、同時に、それらの心理的病素を元に戻す諸ヨーガ療法技法にも
長けていることが必要である。こうした資質を有する優秀な導師の教えを
受けて初めて、弟子はヨーガ療法を巧みに活用できる医師になれると内科
医チャラカは言っているのである。

86 〜 93節：医師は、すべてのクライアントの（過去・現在・未来という）三時
にかかわる苦痛の諸条件を治療すると、（あなた方も）同意すると思われ
る理性ある学者たちは考えている。"また頭痛がしてきた""また熱が出
てきた""ひどい咳がまた出てきた"こうしたよく言われている言葉によっ
ても、過去（の不具合）の再発が示されている。"過去の不全が再発する
ときが満ちたのだ"と見立てつつ、医師は再発を防ぐ治療をするのである
が、これは過去の苦悩を軽減させようと言っているわけである。穀物に被
害を与える洪水もあらかじめ堤防を築いておけば、再びは襲ってこないの

と同じく肉体でも予防の措置がとられるのである。いずれ発症するであ
ろう予兆を診察したあとで採用される治療（は発症を防ぐため）であり、実
際にも将来の苦悩を軽減させるのである。健康の特徴に従っていけば、
苦しみを伴う連鎖は終息し、幸福（健やかさ）が生じてくる。"バランスが
整えられているダトゥー／組織はバランスを崩すことがなく、その逆も然り
である。組織のバランスは原因によって生じてくる"。以上の理論に則っ
て、医師は三時の病気を治療するのである。

解説　現代社会における治病の場合、西洋医学が手を焼いている心身症
や生活習慣病のほとんどは、そのクライアントさんが過去にもって生きてきた
生活信条や習慣のなかに、病気発症の原因が隠されている。肉体に悪いと
言われている種々の食品や嗜好品を永年にわたって摂取し続け、生活の健
やかさを省みない習慣が、種々の病気を肉体／食物鞘に生じさせることは
誰もが知っている。肉体の病の元凶である生活信条と習慣を誰かが正す
必要がある。現代社会において、こうした役割を担う職業の1つがヨーガ
療法士たちであると私たちは考えている。本書の読者の皆様も、この項の
次に解説されるヨーガ療法技法の数々を日々しっかりと実習し続けていただ
きたい。最初1人での実習に困難を感じるようでしたら、一般社団法人日
本ヨーガ療法学会事務局にお問い合わせいただきたい。あなたが通える学
会認定のヨーガ療法士のヨーガ教室を紹介する。全国の各都道府県に学
会認定ヨーガ療法士たちが特定非営利活動法人日本ヨーガ療法士協会を
組織して活躍しているからである。

　最後に内科医チャラカのチャラカ本集第5篇1章の言を紹介して、本項の解
説を終わる。

5節：人は普通、誕生（遺伝子）、家族、土地、時、年齢、個性といって種々の要
　　素によって支配されている。これらの要素を勘案して、クライアントの実

体を調べねばならない。

解説　本節もアーユルヴェーダの心理面の癒やしを担当するヨーガ療法の視点から観てみると、ヨーガ療法士は生徒／クライアントの遺伝子・家族歴は勿論、生育・生活歴も勘案しながら、生徒／クライアントの過去・現在・未来の病気を見立てて予防し癒やしを与えなければならない。そのためにも、いかなる心理的ドーシャ（病素）である動性（ラジャス）と暗性（タマス）が生徒／クライアントの心身機能に障害をもたらしているかを見立てる智慧を有する必要がある。それには、生徒／クライアントたちが住んでいる各地方にあっての生活習慣をよく理解し、さらにその地における心理の理想型をよく理解した上での、アセスメント／見立ての技法にも精通していなければならない。本書は伝統的ヨーガや内科医チャラカの記述に則ってのヨーガ療法アセスメント（YTA）とヨーガ療法インストラクション（YTI）技法を解説しているが、実際にはあなたがお住まいの各地方で活躍する学会認定ヨーガ療法士さんに連絡していただきたい。あなたをよく理解するホーム・ヨーガ療法士となってくれるはずである。

　以上、現代の西洋医学における医師も同じであるが、病気の見立て／アセスメントも、また、元の健康状態に戻す技法としての治療法／指導法の善し悪しは、いずれも医師／ヨーガ療法士の心のなかにある智慧の深浅によって決まる。ヨーガ療法指導の場合は、ヨーガ療法指導者が提示したヨーガ療法技法を生徒／クライアントさん自身が自分で実習する。ヨーガ療法士はあくまでもヨーガ療法の実習法を提示するだけという助言者役に徹している。であるからヨーガ療法指導の場合は、治療法とは言わずに、ヨーガ療法インストラクション（YTI）を指導するという立場なのである。生徒／クライアントが自分でつくった病気は自分で治してもらうのである。そのお手伝いをするのがヨーガ療法士なのである。

第II部

実践技術編
ヨーガ療法アセスメント（YTA）

第1章
ヨーガ療法における見立てと指導原理

　本章は心身に問題を抱えて本書を読もうとしている読者は、飛ばしてもかまわない。ヨーガ指導の任に当たっている指導者は必ず読んで頂きたい。一般人にヨーガ指導をする場合は生徒／クライアントの心身状態の見立てをせずに指導してはいけないことがよくわかっていただけると思う。しかし、ヨーガ教室は医療施設ではない。それにもかかわらず、心身に疾患を抱えた人々が押し寄せてきているのが世界の現状である。この事実を踏まえて、新たに来室した生徒／クライアントへの初回面接から始まって、以下の順序でヨーガ療法指導が行われるのが望ましい。さらに詳しいヨーガ療法における見立て／ヨーガ療法アセスメント(YTA)と、ヨーガ療法インストラクション(YTI)／ヨーガ療法ダルシャナ(YTD)については、本書上下巻を参考にしていただきたい。または、一般社団法人日本ヨーガ療法学会にお問い合わせいただきたい。

1)ヨーガ療法の指導順序

1：第Ⅰ段階：ヨーガ療法アセスメント(YTA)をする

　ヨーガ指導者、とりわけヨーガ療法士の場合は、次のインテーク面接を踏まえて、生徒／クライアントとの間でヨーガ療法指導合意／インフォームド・コンセントをとり、指導期間も合意するなど、ヨーガ療法指導に関する手続きが必要になってきている。

　それを踏まえて、生徒／クライアントに西洋医学・アーユルヴェーダの診断

がくだされている場合には、それに加えて「ヨーガ療法的診断/理智鞘の不全」も見立て／アセスメントしなければならない。ヨーガ療法は肉体と精神の心身相関技法を駆使した心理療法である。この意思鞘・理智鞘不全の見立て／アセスメントについては、該当する章で説明するが、ヨーガ療法士は以下の面接の手引きを駆使して、生徒／クライアントをアセスメントする。その代表的な検査表を列記しておく。

- ヨーガ・スートラ乱心アセスメント半構造化面接の手引き（SSIM-YSSMA）（ヨーガ療法士が記入）
- ヨーガ・スートラ誤認知アセスメント半構造化面接の手引き（SSIM-YSAM）（ヨーガ療法士が記入）
- バガヴァッド・ギーター行為力ヨーガ療法アセスメント半構造化面接の手引き（SSIM-BGAK）（ヨーガ療法士が記入）

以上は、ヨーガ療法士がアセスメントする判定表であるが、現在、クライアント自身に記入していただく判定表の作成にも着手している。以下の心理的ドーシャ判定表は、インド医学であるアーユルヴェーダ内科学からのクライアント心理判定表である。

- 心理的ドーシャ／病素・判定表（APDA）（クライアントが記入）

さらに歓喜鞘での見立てとしては以下の半構造化面接の手引きを利用している。

- スピリチュアリティー・アセスメント半構造化面接の手引き（SSIM-AS）（ヨーガ療法士が記入）

またインドで作成された調査表として、

- クライアントの全般的な健康状態を判定する検査としてスワミ・ヴィヴェーカナンダ・ヨーガ研究所／ヨーガ大学院大学作成の"sVYASA健康自己判定表（SVYASAGHQ）"がある。いずれにしてもこうした見立ての作業は、何を検査したいのか、どのような効果を検査したいかで使用する心理テ

ストが決まり、その調査方針によってヨーガ療法士の見立ての内容も変わっ
てしまうので、この点はよく注意してアセスメント作業を検討しなくてはなら
ない。それは特に、細分化している以下の西洋心理学の心理テストを選ん
で実施する場合には、さらに注意が必要である。

　では以下に、それら各種西洋心理学の心理テストを実施する場合に選択す
る判定表のいくつかを列記する。すなわち、

● クライアントの気分・感情状態を判定する日本語版POMS2（Profile of
　Mood States 2）

● STAI (State-Trait Anxiety Inventory)：状態─特性不安検査

　などが、心理学の専門教育を受けていないヨーガ療法士にも扱いやすい心
理検査である。しかし、こうした検査には生徒／クライアントの同意をとり、そ
の結果は必ずクライアント本人にフィードバックして、不要な疑念などストレス
を生徒／クライアントに与えない配慮が必要である。詳しくは本書下巻を参照
し、更に一般社団法人日本ヨーガ療法学会にお問い合わせいただきたい。本
書を読んだだけでヨーガ関係者が安易に心理テストを実施しないようにしてい
ただきたい。

　また人格特性検査としては、YG性格検査が質問事項は多数になるが、ヨー
ガ療法士にも比較的理解しやすい心理検査としてヨーガ療法分野では多用さ
れている。

　次に、ストレス状態を把握する検査表として、ストレス・コーピング尺度や各
種ストレス尺度なども考慮されてもよいと思う。

　また、言語によるカウンセリングであるヨーガ療法ダルシャナ（YTD）技法に
よって、これまでの人生諸体験にどのような意味づけをし、こだわりがあるかを
見立てることが可能である。特に、感情的になった具体的場面を聞き、そこで
の思考内容を聞き、考え方の特徴をつかむことが可能である。本書下巻を参
照していただきたい。

2：第Ⅱ段階：ヨーガ療法インストラクション（YTI）技法を決める

　人間構造のどの部分で障害が発症しているかが見立てられたら、次にはその構造部分での障害を取り除く作業が考えられる。すなわちヨーガ療法インストラクション（YTI）と呼ばれる指導計画を立案するために、どのようなヨーガ療法インストラクション（YTI）技法を使用するかを計画する。西洋医学で言えば、治療方針を立てるということですが、ヨーガ療法の場合は例えば生徒／クライアント自身の心がつくった消化器潰瘍であり、高血圧であり、癌であるという考え方の元に、生徒／クライアント自身の心身障害を自分で治す仕方の1つであるヨーガ療法技法を、ヨーガ療法士がクライアントに助言するわけである。それを、ヨーガ療法インストラクション（YTI）と呼んでいる。そしてこれらYTI技法は、障害を発症させている人間の五蔵に対して働きかけて“内的自然治癒力”を引きだす薬物のようなもの、と私たちは考えている。そのYTI技法の指導法のいくつかは本書の各論で紹介するので、本節では以下に示す人間五蔵における各鞘に働きかけるヨーガ療法技法のいくつかを列挙するにとどめたい。すなわち、

● 食物鞘次元ではアーサナ等の肉体を使っての指導を計画する。
● 生気鞘次元ではプラーナーヤーマ／調気法の指導を計画する。
● 意思鞘次元では各種プラティヤーハーラ／感覚を制御する行法の指導を計画する。
● 理智鞘次元ではヴェーダ瞑想等の瞑想指導を計画する。
● 歓喜鞘次元でもヴェーダ瞑想等の瞑想指導を計画する。

　これら各鞘における指導技法の奏功機序（健康が回復していくメカニズム）もヨーガ療法士はよく理解して、指導計画を立てていかねばならない。そうしたヨーガ療法指導における奏功機序に関する研究報告は、例えば免疫学や脳機能の分野など全世界で毎年のように発表されている。ヨーガ療法士は絶えずそれらの研究報告を学び続け、それらの基礎医学的ヨーガ療法研究の成果

を考慮に入れつつ、ヨーガ療法指導計画を立てていく必要がある。そうした奏功機序の一部を、これからヨーガ療法士を目指すヨーガ関係者にもわかりやすく本書でも後述しておくので、参考にして頂きたい。どのような分野であれ、学び続ける必要がない専門分野などないのが、この世の常識であることは、このヨーガ療法分野でも同じなのである。また、ヨーガ療法指導においては、種々の疾患に対する指導ガイドラインも提示できるように、現在その作成が急がれているのが現状である。

3：第Ⅲ段階：個人／症状別／集団、いずれかの指導方法を決める

　次に、ヨーガ療法指導をどのように行うかということが問題になる。ヨーガ療法の本場であるインドでは、大学の付属病院には外科や内科同様に、ヨーガ療法科が併設されており、クライアントは他科の医師に言われて、ヨーガ療法科に回ってくる。その場合クライアントの抱える西洋医学的な疾患は多岐にわたるため、クライアント全員に同じ技法を一律に指導することは不可能である。そこには妊婦さんもいれば、リウマチ患者さんもいることを考えてみれば、全員一律のアーサナや調気法指導が不可能であることは誰が考えてもわかることである。であるから、ここでのヨーガ療法指導原則は"個人指導"となる。しかし、残念ながら、たくさんの生徒／クライアントが押し寄せている全世界のヨーガ教室では、誰彼かまわず一律にヨーガ技法が指導されているのが現状である。これでは多くの有害事象が発生しないほうが不思議である。恐らくたくさんの有害事象の発症があるはずであるが、これまた残念ながらそうした研究調査は先にも触れた2013年に私たちが九州大学医学部心身医学系の研究者たちと実施した報告書を除いて、他に見当たらない。わずかに1つの報告論文がオーストラリアで発表されていると聞き及んでいるが、しかし、有害事象防止のためにも固有の問題を抱えるクライアントには、できれば個人指導が望ましいところである。本調査研究は2017年現在、米国マサチューセッツ州ボストン市にあるハーヴァード医科大学のホームページでHARVARD MEDICAL SCHOOL

GUIDE　TO　YOGAの中に紹介されている。私が1970年代に滞在したインド・マハラシトラ州ロナワラ市にあるカイヴァルヤダーマ・ヨーガ研究所付属病院においても、各クライアントはそれぞれの個人実習メニューに記された固有のヨーガ療法実習プログラムに従って、ヨーガ療法士の指導の下に、全員がバラバラのヨーガ療法技法を毎朝夕に実習していた。こうした個別指導はビハール州ヴェナレス・ヒンドゥー大学医学部付属病院ヨーガ療法科でも、マハラシトラ州ムンバイ大学医学部付属病院ヨーガ療法科でもというように、インド全土の大病院内ヨーガ療法科では同じ個別方式で実施されている。

　他方、"症状別指導"現場は、私たち一般社団法人日本ヨーガ療法学会が1987年から連携関係にあるスワミ・ヴィヴェーカナンダ・ヨーガ研究所／ヨーガ大学院大学の付属ヨーガ療法療養施設であるプラシャーンティ・クティラム（平和の里）で1年を通じて実施されている。当該療養施設には西洋医学の医師数名と多数のヨーガ療法士たちが常駐し、年間20,000 〜 30,000人を上回るクライアントに対し、ヨーガ療法が1クール2ヶ月として指導されている。その指導方法は、例えば循環器疾患・糖尿病・肥満等々と西洋医学における疾患別にクライアントを分けて、専属のヨーガ療法士たちが早朝から夜の指導までを担当して指導している。その間に理智教育としての祈りの時間や、病気に対する教育も行われ、デカン高原の町、カルナタカ州バンガロール市郊外に入院施設とヨーガの大学院大学としての広大な敷地を有している。クライアントたちは、インド国内は勿論、諸外国からも来所し、合わせてヨーガ教師／ヨーガ療法士養成講座も常時開催され、最近は中国本土を始め、諸外国からも受講生多数が参集している国際的ヨーガ療法指導／教育施設となっている。

　以上、個別指導と症状別指導とは別に、各種疾患をもったクライアントを一同に集めて、一様にヨーガを指導する状況は、全世界のヨーガ教室やヨーガ・スタジオで一般的に見られる指導形態である。この場合、指導者は1人で数人から数十人、あるいは最近のインドでは一度に数千人の多様な疾患を抱えたクライアントを同時に指導する場合もあり、これが従来のヨーガ指導の形に

なっていた。しかし、ヨーガ教室の実情は既述したように多くの異なる心や肉
体の症状を抱えたクライアントが参加してきている現状を考えてみれば、同時に
同じ技法の指導を多様なクライアントに指導するのは、かなり無理があり、有害
事象発生の温床になっているのが実状である。こうしたヨーガ指導の現場で
ヨーガ療法指導をする場合は、できる限り、症状の重いクライアントは指導者の
すぐ近くに置いて指導し、ときには全参加者とは異なる指導内容を課す工夫が
必須である。それは例えば臨月に近い妊婦とか、高齢者、身体機能の劣る関節
リウマチ患者が多数の参加者の中にいる場合などが本指導に該当するはずで
ある。

　以上、ヨーガ療法士は異なるヨーガ療法アセスメント(YTA)に対してのヨー
ガ療法インストラクション(YTI)の仕方を、臨機応変に考えて実施しなくてはな
らない。いずれ公的に医療・福祉施設でヨーガ療法指導が許認可された暁に
は、個別指導が最も望ましいことをヨーガ療法関係者は肝に銘じておき、有害
事象の発生を防がねばならない。

4：第Ⅳ段階：指導前後の症状変化
　　(Changes in the Client's Condition：CCC)を比べる

　ヨーガ療法アセスメント(YTA)を行い、その見立てに従ってヨーガ療法イン
ストラクション(YTI)を行なってヨーガ療法指導をした場合、その指導内容が
適切に健康促進の効果をあげているかどうかを観察・記録する必要がある。こ
の観察・記録を検討して、採用したヨーガ療法指導内容が奏功しているか、あ
るいは効果がなく、指導内容を変更した方がよいかどうかを、検討する基礎資
料となるからである。この趣旨に則って、以下のヨーガ療法指導前後の症状変
化(Changes in the Client's Condition：CCC)を比較する。すなわち、
● 主観的データ（実習者の語り内容）の比較検討。ヨーガ・スートラ誤認知
　アセスメント半構造化面接の手引き(SSIM-YSAM)やバガヴァッド・ギー
　ター行為力ヨーガ療法アセスメント半構造化面接の手引き(SSIM-BGAK)

等でヨーガ療法アセスメント（YTA）の変化を見立てる。

5：第Ⅴ段階：西洋医学／心理学的変化も参考にする

　心理系アセスメントに加えて、西洋医学からの症状変化（CCC）も適宜、見立てつつ、ヨーガ療法指導の可否を検討する必要がある。最近はどの医療機関でも例えば、クライアントに出している薬物名や生理学的検査結果等をクライアントに渡している。勿論ヨーガ指導者はこうした医学の専門家ではないので、医師の治療方針に異議を唱えることは避けるべきであるが、しかし、クライアント本人が理解する程度の、例えば投薬量変化・生化学検査・放射線検査等の異常の有無は、クライアントからの報告を聞きながら、それまで行なってきたヨーガ療法指導の是非を検討する判断材料とするべきである。西洋医学から見てクライアントの肉体的症状が悪化している場合には、ヨーガ療法指導の内容も再検討せねばならない。また、奏功している場合には、さらなる健康促進効果が期待されるように、それまでの指導内容を継続するか、あるいは、ヨーガ療法指導内容変更が検討されねばならない。さらに、臨床心理学関連の心理テストの時系列変化も参考にする。このように、常に他領域の専門家の意見や治療方針を尊重しつつ、ヨーガ療法指導に当たる必要がある。

6：第Ⅵ段階：ヨーガ療法指導から伝統的ヨーガ指導に切り替える

　ヨーガ療法指導が奏功して、クライアントの肉体的健康が取り戻せたならば、そこでヨーガ療法指導は終わりということにはならない。内科医チャラカがすでに2000年も前に述べていたように、究極の健康とは、俗世からの完全な解放の意識状態になることである。従ってヨーガ療法士は、肉体の症状が改善してヨーガ療法指導が終わりに近づいたならば、次は二度と再びクライアントが心身相関の疾患に陥らないようにするためにも、クライアントの精神状態をさらに高尚なものにするべく、そのヨーガ指導を伝統的ヨーガ修行に切り替えて、より人間成長を促す指導の段階にクライアントを導くのである。つまり、

ラージャ・ヨーガ修行でさらなる人間的成長を促す指導を開始するのである。このように、ヨーガ療法士は単にヨーガ療法技法を学ぶだけでなく、常に究極的精神状態を自らも目指して伝統的ヨーガ修行に励み、その智慧も合わせてクライアントを導けるように準備しておく必要がある。

　以上、ヨーガ療法アセスメント（YTA）とヨーガ療法インストラクション（YTI）、そして、その症状変化(CCC)を見立てつつ、さらにクライアントを導く順序を概説した。次に、ヨーガ療法アセスメントに必要なヨーガ療法士の日頃の修練についても触れておきたい。

第2章
ヨーガ療法士のための人間の真贋判定法／ヨーガ療法アセスメント(YTA)

　"この世(他人)は、自分の心の合わせ鏡"ということわざがあるように、ヨーガ療法士も内心の智慧をもって、クライアント／生徒の心身状態を見立てることになる。そこでヨーガ療法の専門家としてのヨーガ療法士は常に、自己の内なる判定基準の鋭敏化／純化を心がけねばならない。すなわち、理智鞘や歓喜鞘といったいわゆる、人間心理の元になる部分で理想的には、いかなる心理状態が正常であるかを自分自身の内心でよく理解しておく。そうすることで、アーユルヴェーダの説く動性／暗性優位の心理的病素の増悪状態を、正確に理解できる能力を養っておかなければならない。つまり、他人の病的心理状態を判定する基準は、自分の内心が理想的に健やかである善性優位の心になっていなければならない、というわけである。

　また、ヨーガ療法士は絶えず伝統的ヨーガの修行に勤しみ、例えば古来の多くのヨーガ聖典群を学び、聖者の講話を聴聞し、自ら欠かさずに瞑想修行に努めねばならない。そして、内科医チャラカの言うように、真我と非我を識別する智慧を磨き上げねばならないと言える。そのためには、伝統的ラージャ・ヨーガ修行は欠かせないと言える。以下に、その伝統的ラージャ・ヨーガの聖典であるパタンジャリ大師著になるヨーガ・スートラと聖典バガヴァッド・ギーターの記述に則ってのヨーガ療法アセスメント(YTA)の一部を説明する。

　西洋医学の医師は、人間生理の基準となる生理学の各種数値を理解した上で、異常な血圧や肝臓機能の数値を見立てる。同様に、こうした伝統的ヨーガの学習によってヨーガ療法士も聖典に準拠する正常な人間心理機能をよく理

解しておくことで、クライアントの心理機能異常を見立てられるのである。その意味において、伝統的ヨーガの聖典群の理解がラージャ・ヨーガ修行者は勿論、ヨーガ療法士にとっても必須のものとなるのである。

1) パタンジャリ大師著　ヨーガ・スートラのアセスメント

　紀元前300年頃にパタンジャリ大師によって編纂されたと言われ、ヨーガの根本経典と称されるヨーガ・スートラでは、8段階のヨーガ修行が紹介されている。この聖典ヨーガ・スートラでは、ヨーガ修行の目的を記憶の倉庫たる心素（チッタ）までの浄化であると規定し、各種心理作用を以下のごとくに分類し、その浄化のための見立てと完全な健康状態とも言える意識状態について、以下のように記している。その記述内容は、先に紹介した内科医チャラカの記述と同じ趣意の教えであり、一部には内科医チャラカとパタンジャリ大師は同一人物であると主張する人たちもいるほどである。それほど、両者の教えは重なっている。本節では、4章からなるヨーガ・スートラの内、まずは実践的な教えを記している第1章三昧章を解説する。内科医チャラカの説く教えをさらに具体化しているヨーガの智慧を、ヨーガ療法の"生理学"と見なして学んでいただきたい。実際には、ラージャ・ヨーガ修行に長けた導師の下での伝統的ヨーガ修行が必須であるが、本節では、文字としてだけ学んでおいていただきたい。詳しいラージャ・ヨーガ修行については、一般社団法人日本ヨーガ療法学会に、お問い合わせいただきたい。

2節：ヨーガとは心素（チッタ）の働きを止滅することである。

　解説　パタンジャリ大師は本章11節で「*記憶とは、かつて経験した対象を心素（タッチ）の内にとどめることである*」と記している。従って、本第2節と併せ読めば、ヨーガとは記憶までの心理作用をすべて止めて滅する技法であると言い得る。これら記憶のなかには、この世に誕生してからの多くの記憶があると思うが、そのなかでも特に疾病に関与するものとしては、すで

に忘却されているがトラウマになっている記憶もあるはずである。そうした記憶は勿論、日々私たちがもつ多くの心理作用も乱れのないものとさせ、同時に、それら乱れのない記憶すべてをもち合わせるような人物を育む理智教育が古来、ヨーガと呼称されてきているわけである。この理智教育が十分になされていない人間の場合は、このストレス社会のなかで種々のストレスに対しての判断を過（あやま）つであろうから、その結果としての心身相関疾患を併発していると言える。

3節：(心素の働きが止滅すれば) 観る者(たる真我)は、その本性(スヴァルーパ)にとどまる。

解説　ヨーガの諸技法で、過去の記憶のすべてが私たちの心理作用を乱さない意識状態を造り出せた結果、私たちの最内奥部に位置する生命原理たる"真我"の本性が、そのままストレートに生徒／クライアントの心身状態に反映されるということである。スポーツ選手や音楽家など芸術家たちいわくの"神がかり的なプレー／演技／所作ができる"心理状態が出現してくることについて、すでに2000年前にはヨーガ行者の間で言い伝えられていたということが、この聖師パタンジャリ大師による記述からわかる。こうした真我の本性が心身状態に直接反映される日常生活を、私たちは送りたいものである。

4節：その他の境地にあっては、観る者は心素の種々なる働きと同化している。

解説　心素（チッタ）のなかは、言わば記憶の倉庫である。例えば多くの記憶が乱れた心理作用の結果としての記憶ならば、当然、それら記憶から出てくる心理作用も乱れたものになる。トラウマとかPTSDと呼ばれる病的な記憶が、例えばパニック障害を引き起こし、摂食障害も引き起こすといったように、種々の心理障害の源になっていることは、現代西洋心理学も明らかにしているところである。本節は、こうした心身相関のあり方を明らかにし

ているとも言い得るのである。あるいは、育った家庭環境など生い立ちのときから刷り込まれた心理作用の習慣化も、"心素（チッタ）の種々なる働きと同化している"と言える心理作用である。そこで、生徒／クライアントのなかに不健全な心理的刷り込みがないかどうかを、まずアセスメント／見立てるのがヨーガ指導者／ヨーガ療法士の仕事と言える。

5節：心素の働きには5つの種類があり、それらには煩悩性のもの（クリシュタ）と非煩悩性のもの（アクリシュタ）とがある。

（　解説　）　上記4節の記憶に関して伝統的ヨーガでは5種に分類している。それら5種がそれぞれ"煩悩性の記憶"と"非煩悩性の記憶"とに分けられるというのである。インドの宗教として私たち日本人に馴染みが深い仏教では、煩悩は108種にのぼるとされているが、伝統的ヨーガでは単純に5種類だけと言われている。ヨーガ療法の観点からすると、生徒／クライアントが抱える煩悩をアセスメントする際には、5分類の方が生徒／クライアントをアセスメント／見立てる際には使いやすい。ヨーガの教えは極めて実践的に誰にでも理解できる単純明快さをもっているのである。

6節：5種の心素の働きとは、正しい知識（プラマーナ）、あやまった知識（ヴィパルヤヤ）、妄想（ヴィカルパ）、睡眠（ニドラー）、それに記憶（スムリティ）である。

（　解説　）　上記5種の心素（チッタ）の働きが、それぞれ煩悩性／非煩悩性の2種類をもつわけですから、都合10種類の心素（チッタ）の働きがあることになる。本書ではそれらの詳しい解説は控えますが、心身医学の観点やヨーガ療法の視点に立って、本節に記述されている、1. 正しい知識　2. あやまった知識　3. 妄想　4. 睡眠　5. 記憶のそれぞれが、内的心理器官たる理智（ブッディ）／知性・感性の働きを乱す源になると理解されている。これら煩悩性の心素（チッタ）の働きを生徒／クライアントのなかにアセ

スメント／見立てて、正常に戻す作業がヨーガ療法指導、すなわち、本書が明らかにしようとしているヨーガ療法アセスメント（YTA）とヨーガ療法インストラクション（YTI）と呼ばれる健康促進技法なのである。世界的に、多くの生徒／クライアントがヨーガ教室に押し寄せてきているわけであるから、ヨーガ指導者は必ずこうしたヨーガ療法士としての教育を受けておく必要があると言える。

30節：1. 病気（ヴィヤーディ／アーユルヴェーダ医学の疾患／生活習慣の乱れ）　2. 無気力　3. 疑い　4. 不注意　5. 怠慢　6. 渇望　7. 妄想　8. 新たな境地を見いだせぬこと　9. 心の不安定さ、これら9つの障害（アンタラーヤ）が乱心（ヴィクシェパ）の原因となる。

（解説）　パタンジャリ大師著のヨーガ・スートラには、心を乱す9種の原因が列記されている。ヨーガ行者の場合は、健康促進のためにヨーガを行じるというよりも心素（チッタ）までの心理作用を止めて滅することで、心身の内奥に宿る真我の純粋意識を歪んだ形ではなくストレートに自分の心身に表さしめるためにヨーガ修行をしていると言える。この究極の境地がいわゆる“解脱の境地”と呼ばれる梵我一如の境地なのであるが、こうした理想的な意識状態からすれば、まさにストレス関連疾患でもある心身症罹患者の乱れた心は、“解脱の境地”からは、遙かにかけ離れていると言える。その原因には9種の心の乱れがあると、パタンジャリ大師は記しているわけである。これら9種の乱心原因は、現代のヨーガ療法アセスメントにおいても活用できるものである。一般社団法人日本ヨーガ療法学会では、“ヨーガ・スートラ乱心ヨーガ療法アセスメント半構造化面接の手引き（Semi-Structured Interview Manual: Yoga Sutra-Based State of Mind Assessment /SSIM-YSSMA）”として、ヨーガ療法士が判定し、記入するアセスメント表が作成され、活用されている。これら乱心の原因をクライアントのなかにアセスメント／見立てることができたならば、次に乱心を鎮める

ヨーガ療法インストラクション (YTI) が指導されなければならない。それら
の技法が、ヨーガ・スートラ第2章信仰修行章に記されており、以下にその
背景理論と技法のいくつかを紹介する。

5節：*無智とは有限、不浄、苦、非我のものを無限、浄、楽、真我であると思うことである。*

解説　　上記第1章30節の乱心の原因と列記されている無気力・疑い
等々の不健全な心理作用の、さらなる深い心理的な原因は、本節にあるよう
な無智に起因する認知間違いにあると伝統的ヨーガでは考えられている。
そしてヨーガ療法においても、生徒／クライアントのなかに、これら4種の認
知間違いをアセスメントすることが大切になるのである。そのアセスメント
表はヨーガ療法士が記入する"ヨーガ・スートラ誤認知アセスメント半構
造化面接の手引き (Semi-Structured Interview Manual for the Yoga
Sutra –based Assessment of Misrecognition / SSIM-YSAM) "表と
して一般社団法人日本ヨーガ療法学会が作成し、活用されている。こうし
た無智に起因する誤認知を克服するためには、生徒／クライアントは自ら
の知性・感性が事物を認知する際に働くその仕方を客観視し、意識化する
必要がある。その客観視力を涵養するためのヨーガ療法インストラクション
(YTI) 技法がヨーガ療法には種々用意されている。これらヨーガ療法技
法の詳細は、本書では各鞘に関係する各論部分で簡単に解説しているの
で、参照していただきたい。さらに詳しくは一般社団法人日本ヨーガ療法
学会にお問い合わせいただきたい。

28節：*ヨーガの諸部門を修行していくにつれて、心の不浄さが次第に消えて行き、それにつれてやがて、識別智（ヴィヴェーカ・キャーティ）を生じさせる智慧の光が輝きだす。*

解説　　伝統的ヨーガの具体的な実習法は、いわゆる4大ヨーガ技法と呼

ばれるラージャ・ヨーガ／ギヤーナ・ヨーガ／カルマ・ヨーガ／バクティ・ヨーガの修行法である。特にこの節でパタンジャリ大師は、"八支則のヨーガ／アシュターンガ・ヨーガ"を意味して「ヨーガの諸部門」と記している。すなわち、ラージャ・ヨーガにおける、ヤマ・ニヤマ・アーサナ・プラーナーヤーマ・プラティヤーハーラ・ダーラナ・ディヤーナ・サマーディの8支則である。これら8種のラージャ・ヨーガ実習法は、ヨーガ療法のなかに採用されている各種技法になっている。各論の部分でそのいくつかを解説する。

以上の記述からすれば、ラージャ・ヨーガは無智に起因する有限／無限等の認知間違いから生じる煩悩をなくさせるための修行法であり、煩悩に起因する心の乱れをアセスメント／見立てて、8部門のヨーガ修行によって心の最奥部にある記憶袋たる心素(チッタ)の働きまでをも浄化して、人や物に依存しない、こだわらない／執着しない"独存"の境地に至ることを究極目標としている人間教育体系だと言える。こうした理智教育を療法として生徒／クライアントに対して指導していくのが、ヨーガ療法インストラクション(YTI)であると言える。各論部では、食物鞘から始まるヨーガ療法アセスメント(YTA)とヨーガ療法インストラクション(YTI)技法の理論と実際を簡単に紹介している。参照していただきたい。

2) 聖典バガヴァッド・ギーターのアセスメント

聖師ヴィヤーサはインドに伝承されている4種のヴェーダ聖典を編纂し、その真髄を一般民衆にわかりやすく説くために大叙事詩マハーバーラタを語ったと言われている伝説的なヨーガ行者である。その大叙事詩マハーバーラタのなかでも特に私たち"人間の行為"に関して詳述されているのが、"バガヴァッド・ギーター／神の詩"と呼ばれている部分である。この聖典バガヴァッド・ギーターの記述を元にして、これまでもインドと米国で以下のような性格調査表が作成されている。調査表の名前だけでも以下に紹介する。

- ● 「バガヴァッド・ギーター性格調査表／THE GITA- INVENTORY OF PERSONALITY」by R.C. Das, Satt Lake City, Journal of Indian Psychology 1991, Vo:.9, Nos.1&2
- ● 「ヴェーダ性格調査表／The Vedic Personality Inventory」by Dr. David Wolf

　我が国においてもヨーガ療法士が記入する方式の以下の調査表が一般社団法人日本ヨーガ療法学会によって作成されているが、専門教育を受けた学会認定ヨーガ療法士だけが使用できることになっている。

- ● 「バガヴァッド・ギーター行為力ヨーガ療法アセスメント半構造化面接の手引き（SSIM-BGAK）（ヨーガ療法士用）Semi-Structured Interview Manual Bhagavad Gita-based Asessment of Karma」（SSIM-BGAK）

参考資料１：ヨーガ療法アセスメント（YTA）に役立つ記述

　この聖典バガヴァッド・ギーターには、人の心理を見立てる基準が数多く記述されている。それは、眼前に敵軍がいるにもかかわらず、進軍の号令を自軍の将兵にかけられずに開戦を逡巡する将軍アルジュナに対して、"人はなぜに行為せねばならないのか！"という"行為の原理"を解くクリシュナ神の説示が、この聖典バガヴァッド・ギーターとなっているからである。人の行為にあって、戦争とはいえ他人の命を奪う行為は最高に悩ましい行為であることは、現代社会においても同じである。だからこそ、死刑という刑罰の是非が問われているし、国家間の諍いの解決方法の１つである戦争は、過去２回にわたる世界大戦の結果を考えてみれば"二度と繰り返してはならない"という意見が、繰り返し世間に発信されているほどである。こうした戦争という殺人行為を直前に控えて、将軍アルジュナが開戦の発令を躊躇しても当然である。しかし、将軍アルジュナが乗る戦車の御者としての仮の姿をもつクリシュナ神は、こうした意識状態の将軍アルジュナに対して、人間の種々の精神状態を解説しつつ開戦の発令を促し、実際に最終18章において将軍アルジュナは、一度は失っていた戦意を再度わき上がらせて進軍の号令を将兵にかけるところで、この聖典は終わるのである。

　戦争の是非を問うのではなく、重要な行為を眼前に控えているときに人がその自分の職責をどのように認知し、どう判断して行動するかは、現代社会に生きる私たちにとっても日々問われる問題である。その1つの回答を、この聖典バガヴァッド・ギーターは数千年の時を超えて、今に至るまで継承し続けている。こうした時空を超えての真理であるとされる智慧のことを、インドでは"サナータナ・ダルマ／永遠不変の理法"と呼んでいる。このように時と場所の違いを超えて教示され続け、支持され続けている聖典の記述を元にして、上記の性格調査表が作成されているわけである。以下に、バガヴァッド・ギーター第16章"神性と魔性"から、人間心理機能論として、いくつかのヨーガ療法アセスメント(YTA)に役立つ記述を紹介したい。

1節：クリシュナ神が（将軍アルジュナに）告げられました。恐れのなさ、心の
*　　清浄さ、智慧のヨーガに専念すること、布施（ダーナ）、制感（ダマ）、護摩供養*
*　　（ヤジニャ）、聖典読誦（スヴァーディヤーヤ）、苦行（タパス）、誠実、*
2節：非暴力（アヒムサー）、正直（サティヤ）、怒らぬこと、行為の結果の放棄（ト
*　　ヤーガ）、心の調和（シャーンティ）、中傷しないこと、生類への憐れみ、貪欲で*
*　　ないこと、穏やかさ、健やかさ、謙虚さ、落着き、*
3節：気高さ、寛容、心の堅固さ、清浄さ、敵意のないこと、高慢でないこと。以上
*　　は神的な資質をもって生まれた者に属するものである。*

（解説）　以下の節にも記されているように、世間には高尚な資質をもった者とそうでない者とがいるとクリシュナ神は将軍アルジュナに説き、高尚なる資質をもつ者のとるべき行為を将軍アルジュナに教授するのである。現代のストレス社会に生きる私たちも、殺人を強いられる立場の将軍アルジュナほどではないにしろ、日々多くの情報を認知し判断をくださなくてはならないのは、同じ状況と言える。このとき、私たちはできるだけ高尚なる意識状態をもつ人間となって、日々の生活に臨んだ方がよいことは誰もが思うところである。しかし、それができないがために多くの心身相関疾患を発症している人々も多い。だからこそ古来、人の行為（カルマ）のあり方を教えるカルマ・ヨーガの聖典であるバガヴァッド・ギーターの記述が、ヨーガ療法のアセスメント（YTA）として活用されているわけである。数千年の時を越えて人間を見立てるアセスメント法を教

示してきている聖典であるがゆえに、その教説に耳を傾ける価値を否定する人はいないはずである。また、ヨーガ療法士はこうした聖典に記されてある人間の心理機能を基準として、生徒／クライアントの心身状態をアセスメント／見立て、その上でヨーガ療法指導計画を立案して、ヨーガ療法インストラクション（YTI）に臨んでいる。その専門教育に関しては一般社団法人日本ヨーガ療法学会にお問い合わせいただきたい。

4節： *アルジュナよ。偽善、尊大さ、高慢さ、怒り、粗暴さ、無智さ。以上は、魔的な資質をもって生まれた者に属するのだ。*

5節： *神的資質は解脱をもたらし、魔的資質は束縛をもたらすとされる。アルジュナよ。嘆くことはない。汝は神的資質をもって生まれているのだ。*

（ **解説** ）　現代ストレス社会においては、多くの執着が私たちの心身状態を乱す。こうした外界のストレス源に対して私たちがいかに対処して自身の心身状態を保全するかが、多くの心身症／生活習慣病を予防し、癒やすときに必要になり、本節はそれに対する解答の1つを記している。すなわち、神的資質を養っておけば諸事から解放されるというのである。つまりは、内心にあって健やかな心理反応を生じさせるような健やかな性質を普段から育てておくことが、ストレス源からの解放を実現してくれるというのが、この聖典の教えになっている。その健やかな資質の涵養が、本書で説くヨーガ療法という"自分で行う自分への癒やし"の技法なのである。また、ヨーガ療法士はそうした正常な心理反応を造れるように、こうした聖典の教えを駆使して生徒／クライアントに理智教育を施しているのである。

21節： *情欲（カーマ）、怒り（クローダ）、貪欲さ（ローバ）。これらは自己を破滅させる3種の地獄の門である。それゆえに、これら3つのものを捨てるべきなのだ。*

22節： *これら暗性優位の3つの門から解放された者は真我（アートマン）にとって最善のことを行い、至高の境地に達することができるのだ。*

23節： *聖典（シャーストラ）の御教えを無視し、情欲のままに生きる者は成就（シッディ）の境地に達し得ない。幸福（スカ）の境地にも解脱にも達し得ないのだ。*

24節： *それゆえに、何をなすべきか何をなさざるべきかは、聖典（シャーストラ）*

に準拠するがよい。まずその御教えを学び、その命ずるところに従って行為す
るべきなのだ。

> **解説**　以下の項で示すアーユルヴェーダの心理的病素／ドーシャのなかで
> も暗性優位の心理がここでは挙げられている。この暗性優位の心理の代表格
> が"情欲・怒り・貪欲さ"である。東京大学医学部精神科教授であった臺史
> 氏が群馬大学医学部教授時代に提唱したと言われている、統合失調症患者に
> とっての生活環境の悪さとして挙げた"色・情欲""金・貪欲さ""プライド・怒
> り"が、まさにこの聖典の記述にも該当するとも言える。生活のなかにあって、
> こうした"色・情欲""金・貪欲さ""プライド・怒り"を克服している生き方こそ、
> 統合失調症患者のみならず、ストレス社会に生きる一般市民全員が心がけた
> 方がよいストレス・マネージメント法であり、神的資質涵養の生き方にもなるの
> である。また、これがヨーガ療法の教える内容そのものであり、生徒／クライア
> ントのなかにこれら暗性と動性優位の意識がどれほどあるかを、ヨーガ療法士
> はアセスメントする必要があるわけなのである。

3) アーユルヴェーダのアセスメント

　内科医チャラカはその言が収録されたチャラカ・サンヒター（本集）のなかに
以下のようなアセスメント法を残している。本書においては、これらインド伝承
医学であるアーユルヴェーダのアセスメント法も生徒／クライアントへの見立
てに活用している。そのアセスメント基準の概略を、以下にチャラカ第4篇4
章から紹介するが、詳しくは一般社団法人日本ヨーガ療法学会にお問い合わ
せいただきたい。

34節：肉体には3種の病素／ヴァータ・ピッタ・カパがある。それら病素が
*　　肉体に影響する。動性（ラジャス）と暗性（タマス）とが心理的病素である。*
*　　これらの心理的か肉体的か、両者とが心理に影響するときに、病的状態が*
*　　生じるが、それがなければ病的状態は生じない。*

解説　肉体と心理両病素のなかにあって、心理的病素には動性と暗性の心理状態があるとされている。これらの心理的病素は、先のバガヴァッド・ギーターの記述を引用すれば、"魔的な資質"に該当する。これら魔的な資質／病素の有無をよく生徒／クライアントのなかにアセスメントしておく必要がある。また、以下チャラカ第3篇8章からも紹介する。

119節：*私たちはまた心理状態についても考えなければならない。心理／サットワとは心のことと言われている。心は真我と共にあって肉体を動かしている。この心理はその強度によって、強中弱の3種に分類できる。それによって、人間も強い心のもち主・中程度の心のもち主・弱い心のもち主に分けられる。そのなかでも強い心のもち主とはサットワサーラ（本質的精神をもった）者であり、サーラ型と言われる。その体躯は小さくとも産まれながらか、あるいは後天のひどい諸不幸があったとしても、この本質的心理の性質をもっているゆえに、一切動じないように見えるものである。中程度の心のもち主の場合は、周囲の人たちによってか、あるいは完全に周囲の人たちに左右されて自分を保っている。しかし、弱い心のもち主の場合は、その体躯がいかに大きくても自分自身では勿論、他の人や物によっても自分を保てずに、たいしたことのない苦痛に対しても恐れたり、強欲になったり、混乱したり自惚れたりする。さらにひどい苦悩に見舞われると恐怖におののき、嫌悪し、聞くに堪えないひどい言葉を言ったりする。あるいは動物や人間や血などを目にすると、すぐに影響されて不安になり、顔色も変わり、気を失いかけたり、気がふれたり、目を回し、立っていられなくなり、ときには死に至ることもある。*

解説　本節でも内科医チャラカは人間の心理をアセスメントするに"強い心のもち主・中程度の心のもち主・弱い心のもち主"と分類している。言わば人間心理を分類する"善性優位・強い心のもち主／動性優位・中程度の心のもち主／暗性優位・弱い心のもち主"とも言えるアセスメント／見立

てである。ヨーガ指導者／ヨーガ療法士はこうした人間心理の見立てをしつつ、ヨーガ療法指導に当たらねばならない。

4) 言語によるカウンセリング技術である
　 ヨーガ療法ダルシャナ(YTD) 技法とアセスメント

　以上の人間構造論を踏まえて、ヨーガ療法アセスメント(YTA)を進めるためのヨーガ療法インストラクション (YTI) 技術として、ヨーガ療法アセスメントを的確にくだすための言語によるカウンセリング技術であるヨーガ療法ダルシャナ(YTD) 技法の習得もヨーガ指導者／ヨーガ療法士には必須である。全世界で一般のヨーガ教室に心身に疾患をもった人々が押し寄せている現状を考えてみると、一般ヨーガの指導者もヨーガ指導開始時面接の際には、生徒／クライアントの心身状態をしっかりとアセスメントする必要がある。ヨーガ療法に特化した"ヨーガ療法ダルシャナ (YTD) "技法の具体的な初回時インテーク面接法等の教育に関しては、以下に示す本書下巻に概説されている。さらに詳しくは、一般社団法人日本ヨーガ療法学会にお問い合わせいただきたい。以下には、必須の学習項目だけを列挙しておく。

『伝統的ヨーガにもとづくヨーガ療法テキスト』

下巻：ヨーガ療法ダルシャナ～ヨーガ療法における面接技法

1. ヨーガ療法ダルシャナ(YTD) 技術の必要性

2. 的確なアセスメントのためのヨーガ療法ダルシャナ(YTD) 技術

　（1）ヨーガ療法指導の受理（インテーク）面接

　（2）情報収集の実際

　（3）指導契約

　ご自身のヨーガ教室に来室する生徒／クライアントさんたちへの支援を真摯に考えるヨーガ指導者の皆さんには、こうした専門知識をもっていただきたいと思っている。

※参考図書として"ヨーガ療法ダルシャナ（伝統的ヨーガにもとづくヨーガ療法標準テキスト）"をお勧めいたします。

第Ⅲ部

実践技術編

各鞘における
ヨーガ療法アセスメント(YTA)と
ヨーガ療法インストラクション(YTI)

第1章
食物鞘におけるヨーガ療法アセスメント(YTA)と
ヨーガ療法インストラクション(YTI)

1) ヨーガ療法から見た食物鞘での発病理論

　西洋医学的な主な発病原因は病原菌への感染などが考えられる。他方、アーユルヴェーダ医学の心理面を担当するヨーガ療法の場合は、煩悩を生じさせる理智鞘に属する内的心理器管である理智／ブッディの正常な働きが阻害されて、その心理的乱れ／心理的(マナシック)"病素(ドーシャ)"が増悪してくるのがまず、発病に至る第1段階と考えられている。その心理的乱れがやがて、意思鞘・生気鞘の働きを阻害して、最終的には食物鞘／肉体の機能障害を生じさせるのが、肉体上での病気の発症と考えられている。従って、理智の機能たる"外界からの情報や、記憶に対する認知・判断・予測・決断・行動指令"を、意思鞘に属する内的器官である意思／マナスに送る心理作用に、支障が出ないようにさせないといけないと考える。そして、10頭の馬にたとえられる"知覚・運動器官"が不健康に働きだすとその結果、食物鞘たる肉体の脳内機能に障害が発生して呼吸作用を司る中枢神経系や内分泌系や免疫系などの働きが狂い、それが種々の内臓疾患、運動機能・知覚機能に不具合を生じさせると考える。こうして、各種心身症／生活習慣病／心理的ストレスで発症した精神疾患等々は"理智／ブッディ"の機能不全に根本の原因があり、その機能不全が肉体である食物鞘にまで波及してそれらの疾患が発症していると、ヨーガ療法では考えている。この理智鞘における機能障害については、理智鞘の項で簡単に説明する。本項では、理智鞘に生じた機能障害が食物鞘にま

で波及してきた、その結果に対するヨーガ療法からの対応の仕方であるヨーガ療法インストラクション(YTI)法を中心に解説する。

2) 食物鞘でのヨーガ療法アセスメント(YTA)のための チェックリスト

1：身体機能(失体感症)チェック

　ヨーガ療法が対応せざるを得なくなっている肉体／食物鞘の疾患は、以下のような心身相関疾患である。こうした疾患に対して西洋医学の医師が下した診断を参考にして、主訴を聞き取り、肉体可動域や痛み等の状況をも把握してから、ヨーガ指導者／ヨーガ療法士は理智鞘がどのように機能不全をおこしているか、ヨーガ療法独自のアセスメント法で見立てをする。この見立てにはアーユルヴェーダと伝統的ヨーガの人間機能論に則って作成されている各種アセスメント表が使われる。その見立て作業の後に、ヨーガ療法諸技法の指導を肉体／食物鞘次元で開始する。以下に、現代医学でも言われている心の乱れも影響して生じる内科疾患と精神科系疾患の代表例を列挙しておきたい。

2：心の乱れによって生じる可能性がある内科疾患(心身症)

　循環器系：本態性高血圧症、冠動脈疾患(心筋梗塞、狭心症)など。
　消化器系：消化器潰瘍(胃、十二指腸、腸)、過敏性腸症候群など。
　呼吸器系：気管支喘息、過換気症候群など。
　内分泌／代謝系：糖尿病、甲状腺機能亢進症など。
　神経／筋肉系：片頭痛、痙性斜頸、チックなど。
　皮膚科領域：アトピー性皮膚炎、円形脱毛症など。
　整形外科領域：関節リウマチ、腰痛症、全身性筋痛症など。
　泌尿器科領域：夜尿症、遺尿症、神経性頻尿など。

産婦人科領域：更年期障害、月経痛、月経異常など。

小児科領域：気管支喘息、過敏性腸症候群、神経性食欲不振症など。

耳鼻咽喉科領域：メニエール病、アレルギー性鼻炎、吃音など。

歯科、口腔外科領域：顎関節症、三叉神経痛など。

3：心の乱れによって生じる可能性がある精神科系疾患

パニック障害・躁鬱病・摂食障害・人格障害・睡眠障害・PTSD ／トラウマ後遺症など。

　一般のヨーガ教室には急性期の生徒／クライアントさんが来ることはないが、しかし、主治医をもって通院している人や、病院から退院して再発を防ごうとする人々が、ヨーガの実習に心身の強化を求めてやってくることが、これまでも多数確認されている。一般のヨーガ教室は医療施設ではないのに、寛解期や慢性期の疾患をもった人々がヨーガ実習のためにやってくる実情があるわけである。こうした状況に対応して、医学や心理学の専門家たちと協力しながら働くヨーガ療法士の仕事（不妊治療分野から緩和ケアー分野まで、また各種矯正施設等でも学会認定ヨーガ療法士は活躍している）に関しては、一般社団法人日本ヨーガ療法学会にお問い合わせいただきたい。

3) アーユルヴェーダからのヨーガ療法アセスメント（YTA）

1：プラクリティと心身相関体質
　（Prakrithi / Psychosomatic Constitution）

　西洋医学では種々の病名がつけられている患者さんが、回復した健康を維持し続けたいと願ってヨーガ教室にやってきた場合、ヨーガ療法の専門家が行えるアセスメント／見立ての手段に1つに、アーユルヴェーダの“生まれながらの体質／プラクリティ／ Prakriti (psychosomatic constitution) ”診断

がある。このプラクリティ体質は、人間の誕生時に決定されており、その体質は生涯にわたってその人物に影響を与える要因になるとされている。現在ではインド中央政府の科学研究資金の助成を受けて研究調査が実施され、これら体質と遺伝子との関係も古来言われてきている体質論と合致していることが確認されている。であるから、各人が自分の、生まれながらの体質／プラクリティをよく知って生きる必要があり、それが長寿を全うする秘訣となる。この体質決定の要因はいくつもあるが、アーユルヴェーダでは全部で7種の体質があると言われている。すなわち、1. ヴァータ　2. ピッタ　3. カパ　4. ヴァータ・ピッタ　5. ピッタ・カパ　6. カパ・ヴァータ　7. ヴァータ・ピッタ・カパである。3種の精神的気質とは、善性(サトヴィック)、動性(ラジャシック)、そして暗性(タマシック)である。詳しい体質判断は、認定ヨーガ療法士に相談し、アーユルヴェーダ医師の診断を受けていただきたい。以下に、一般人でも自己判定できる"ドーシャ自己判定表"を紹介する。

2：ドーシャ自己判定表

　『やさしいアーユルヴェーダ ―インド式健康法のすべて―』上馬塲和夫著(PHP研究所：1996年発行)によれば、生得(しょうとく)の肉体的ドーシャ／病素を判定する調査表が提案されている。著者の許可を得て、以下に掲載する。幼少時から自分に当てはまる部分に相当する番号に○をつけて、生得(しょうとく)の体質を自己判定していただきたい。

表1　アーユルヴェーダの体質（プラクリティ）を評価する問診票

関連ドーシャとＶＰＫの部分を隠した状態で、自分の当てはまる番号の部分に○をしてください。
その後、右端の各ドーシャの関連した問診に関した□のなかに、番号を書き写します。
その後V, P, K度について、すべて合計します。
プラクルティについては、V＋P＋K値をまとめ、各V, P, Kのドーシャの得点の割合を計算します。

関連ドーシャ		体質（プラクリティ）判定問診票 幼少期からのことで当てはまる番号の部分に○をしてください	全く当てはまらない	あまり当てはまらない	どちらもない	まあ当てはまる	全く当てはまる	V	P	K
P	1	完璧主義者で、人にもきびしい	1	2	3	4	5			
K	2	湿気が多くて寒い気候が苦手で、すぐに鼻水が出る	1	2	3	4	5			
V	3	新しい環境にたやすくとけ込める	1	2	3	4	5			
P	4	皮膚にホクロやそばかすが多い	1	2	3	4	5			
K	5	食物に興味が強く、食事によくお金を使う	1	2	3	4	5			
V	6	特に冬には、肌がかさつきやすい	1	2	3	4	5			
V	7	新しいことを覚えるのが早いが、忘れるのも早い	1	2	3	4	5			
P	8	汗っかきで体が暖かく、口が渇きやすい	1	2	3	4	5			
K	9	生まれつきがっちりして体型が大きく腕力が強い	1	2	3	4	5			
P	10	日に当たると日焼けしやすい	1	2	3	4	5			
K	11	ひっこみ事案で、恥ずかしがり家	1	2	3	4	5			
P	12	胸やけや口内炎がよくおこる	1	2	3	4	5			
K	13	歯が白くて大きさが揃い虫歯も少ない	1	2	3	4	5			
V	14	お腹にガスがたまりやすく、おならが多い	1	2	3	4	5			
V	15	お金を儲けるのが早いが浪費するのも早い	1	2	3	4	5			
P	16	目が充血しやすい	1	2	3	4	5			
K	17	憶えるのは遅いが、一旦憶えると忘れにくい	1	2	3	4	5			
V	18	歯の大きさが不揃いで歯並びもよくない	1	2	3	4	5			
K	19	肥満しやすく、腕や足の血管が見えにくい	1	2	3	4	5			
V	20	好奇心が強く何事にも興味を示すが長続きしない	1	2	3	4	5			
P	21	大食漢で、お腹がすくと機嫌が悪い	1	2	3	4	5			
K	22	食事を抜いても我慢できる	1	2	3	4	5			
V	23	体型は痩せている。またはもともと痩せ型である	1	2	3	4	5			
P	24	気が短い方で、イライラしやすく怒りっぽい	1	2	3	4	5			
K	25	毛髪が黒くて年齢以上にふさふさしている	1	2	3	4	5			
V	26	手足の静脈が浮きでてよく見える	1	2	3	4	5			
P	27	話方や行動に無駄がなく、雄弁家と言われる	1	2	3	4	5			
K	28	どこでも眠れ、睡眠不足になることはない	1	2	3	4	5			
V	29	便秘しがちで、特に朝食を抜くと便が出なくなる	1	2	3	4	5			
P	30	若白髪、若ハゲやシワが若いころから目だつ	1	2	3	4	5			
K	31	肌が柔らか滑らかで、色白である	1	2	3	4	5			
V	32	何か決める時にくよくよしがちで決まらない	1	2	3	4	5			
V	33	動作が素早いし、歩くのも人より速い	1	2	3	4	5			
P	34	自分を主張し頭脳的、知的でリーダーに向いている	1	2	3	4	5			
K	35	心が穏やかで怒ることは少ない	1	2	3	4	5			
P	36	顔色や肌の色の赤みや黄色みが強い	1	2	3	4	5			
K	37	激しい運動や労働によく耐えることができる	1	2	3	4	5			
V	38	元来冷え性で手足が冷たい。寒さを感じ易い	1	2	3	4	5			
P	39	大便が1日1回以上あり、便は柔らかいことが多い	1	2	3	4	5			
K	40	歩行や食べ方がゆっくりしている	1	2	3	4	5			
V	41	すわっていても手足や体をいつも動かしている	1	2	3	4	5			
P	42	冷たい飲み物や食べ物を好む	1	2	3	4	5			
K	43	イライラすることは少なく集中力がある	1	2	3	4	5			
V	44	関節がポキポキなることが多い	1	2	3	4	5			
P	45	知的で鋭い目付きをしている	1	2	3	4	5			

			V度	P度	K度
		合計点数			
		割合：各ドーシャ / (V+P+K)			

　以上は生得の体質チェックであるが、この体質が現在の生活状況によって、その短所が増悪されていないかどうかも、その都度チェックする必要がある。こ

うしたプラクリティ(生得の体質)とヴィクリティ(最近の体質変化)の双方を常に自己分析しつつ、自分の体質に合った健やかな生活習慣を身につけていくことが、健康長寿を私たちに約束してくれると、アーユルヴェーダでは考えられている。では、この1週間以内でのあなたの心身状態であるヴィクリティを自己判定して、生得のプラクリティ体質をさらに増悪させるような障がいを与えていなかったかどうかを、判定してみていただきたい。

表2　アーユルヴェーダの体質(ヴィクリティ)を評価する問診票

関連ドーシャとVPKの部分を隠した状態で、自分の当てはまる番号の部分に○をしてください。
その後、右端の各ドーシャの関連した問診に関した□のなかに、番号を書き写します。
その後V, P, K度について、すべて合計します。

体調(ヴィクルティ)判定問診票 最近1週間の状態で当てはまる番号の部分に○をしてください	全くない	まれにある	ときどきある	よくある	いつもある	V	P	K
肌がかさついている	1	2	3	4	5			
目の白いところが赤くて、よく充血する	1	2	3	4	5			
色々思い浮かぶけれども集中力がない	1	2	3	4	5			
お腹が一杯になるまで大食する	1	2	3	4	5			
心配で気持ちが落ち着かないことが多い	1	2	3	4	5			
口渇が強い	1	2	3	4	5			
大便が軟便ぎみで下痢しやすい	1	2	3	4	5			
寝付きが悪かったり、よく目が覚める	1	2	3	4	5			
すぐに居眠りしてしまったり、うつらうつらする	1	2	3	4	5			
肌に赤いブツブツ(発疹)ができる	1	2	3	4	5			
お酒やタバコの量が多い	1	2	3	4	5			
湿気が多くて冷たい気候になると体調が悪い	1	2	3	4	5			
たんがでる、咳が多い	1	2	3	4	5			
目が冴えて眠れないことが多い	1	2	3	4	5			
ガスがたまって、おならが多い	1	2	3	4	5			
便秘がちである	1	2	3	4	5			
手足がだるかったり、関節の痛みがある	1	2	3	4	5			
みみずばれの様な発疹ができやすい	1	2	3	4	5			
顔面や鼻が赤い	1	2	3	4	5			
短気で怒りっぽく、人の欠点が目につきやすい	1	2	3	4	5			
体が重く、何事もおっくうである	1	2	3	4	5			
冷たい飲み物や食べ物を食べたくなる	1	2	3	4	5			
口内炎ができている。あるいは口中がねばねばする	1	2	3	4	5			
疲労しやすく、午後になると気が滅入ってくる	1	2	3	4	5			
口内が甘い。あるいは口中がねばねばする	1	2	3	4	5			
食事を抜いても苦にならない	1	2	3	4	5			
何事をするにも気が進まなく後込みしてしまう	1	2	3	4	5			
少なくとも8時間はぐっすり眠ってしまう	1	2	3	4	5			
やたらと汗がでる	1	2	3	4	5			
胸やけがしたり、肛門が熱く感じられる	1	2	3	4	5			
眠りが浅くて、怖い夢や不安な夢をみる	1	2	3	4	5			
心臓が何でもないときにどきどきする	1	2	3	4	5			
風邪気味で鼻みずやはなづまりがぬけない	1	2	3	4	5			
手足が冷たく寒がり	1	2	3	4	5			
頭痛、腹痛、筋肉痛、痙攣などの痛みがおこる	1	2	3	4	5			
朝は気分が重くやる気がおきない	1	2	3	4	5			
						V度	P度	K度
				合計点数				

4) 食物鞘におけるヨーガ療法アセスメント（YTA）／指導理論

　この食物鞘におけるヨーガ療法指導・実習の目的は、ヨーガ療法を実習することで生じてくる、肉体上での諸変化を生徒／クライアントに意識化／客観視できるようにさせることである。それが自己制御の基礎訓練になり、それがひいては心身相関疾患／生活習慣病を生徒／クライアント自身が自己コントロールする力を身につけられることにつながるからである。この自制力涵養こそが、現代のヨーガ療法においてだけでなく、伝統的ラージャ・ヨーガにおいても、真の自己存在たる真我／アートマンとの合一が図られる行法になっていると言われている。以下、その伝統的ヨーガ理論の解説を、スワミ・クリシュナナンダ師著『ヨーガの認知論／ Epistemology of Yoga』より紹介したい。

　自己制御（自己客観視）と自己の悟り（自己確立・解脱）は同じなのである。病気の克服がすなわち、健康の回復と同じだからである。つまり、自己制御（自己客観視）は真我（アートマン／絶対者ブラフマン／不変なる命の本質）の悟りなのである。

　このスワミ・クリシュナナンダ師は、インド・ウッタルランチャル州リシケシ市ムニキレティ(地名) にあるシヴァナンダ・ヨーガ修道院の事務総長の地位にあったヨーガ行者である。非常に聡明な行者で、シヴァナンダ・ヨーガ修道院から出版されている本の訳出で私は何度もお会いしていたが、難解な伝統的ヨーガの原理を上記のごとくにわかりやすく解説できる人物でもあった。こうした自制の行法が私たちを真理へと導くという原理は、本書で解説しようとしているヨーガ療法インストラクション（YTI）技法にも応用できるのである。その指導法・実習法を以下に解説したい。

1：食物鞘次元の各種指導技法・実習原理

　伝統的ヨーガ技法とは異なり、ヨーガ療法指導・実習の場合は、一般人が対象であり、特に疾病を抱えた生徒／クライアントを指導することが多いことは、

本書冒頭の"有害事象調査"結果からも明らかになっている。ところで、瞑想や調気法の実習を除いて、肉体系のエクササイズとして指導されているヨーガ療法技法・実習法は、大きく分類すると以下の項目に分けられる。そのいずれも伝統的ヨーガ修行で培われてきた各種行法の精髄である筋肉トレーニングと"今ここ"の自分を意識化する心理トレーニングの要素が含まれている実習法になっている。

● 各種ブリージング・エクササイズ(アイソメトリック／スロー・トレーニング負荷あり／なし)

● 各種スークシュマ・ヴィヤヤーマ(アイソメトリック／スロー・トレーニング負荷あり／なし)

● 各種アーサナ(アイソメトリック・ブリージング／スロー・トレーニング負荷あり／なし)

　上記の各実習法には何種類もの技法があり、本書ではその写真を掲載して紹介する。実際の指導を受けたい人は、一般社団法人日本ヨーガ療法学会認定のヨーガ療法士の教室にご参加いただきたい。あるいは、認定ヨーガ療法士が教える医療／福祉施設等でその指導を受けるか、自宅ででも個人指導を受けることも可能である。一般社団法人日本ヨーガ療法学会事務局にお問い合わせください。

　それでは以下に、その実習法を紹介するが、これらの実習法は私たちが2010年2月から実施してきているウクライナ・キエフ市在住のチェルノブイリ放射線被曝被害者へのヨーガ療法指導プログラムとして採用してきたヨーガ療法インストラクション(YTI)である。このプログラムは、その後の2011年3月11日に宮城県沖で発生した津波被害者支援にも活用され、東北地方を中心に30,000枚の実習DVDが無料配布されたヨーガ療法インストラクション(YTI)内容ともなっている。また、2014年7月には震災支援第2弾として作成されたヨーガ療法指導内容もここに掲載する。詳しくは、被災者以外の方々は2,000円(税別)でご購入いただきたい。1枚購入の資金が約10枚の無料配布DVD作成費となっている。詳しくは、一般社団法人日本ヨーガ療法学会にお問い合わせいただきたい。

アンチエイジング・ヨーガ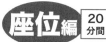

❶ 自然呼吸の意識化：閉眼で1分間

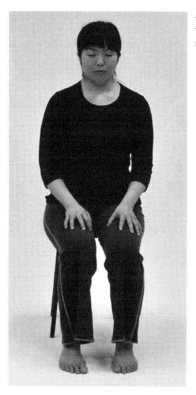

手のひらをおなかに当て、そこで自然な呼吸を感じる。

❷ 両腕の後ろまわし：5ラウンド

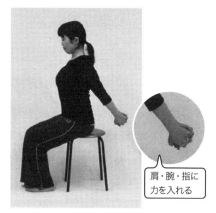

肩・腕・指に力を入れる

息を吸いながら両腕を後ろにまわし、両肩、両腕そしてすべての指にも力を入れて「ん……」有／無音で胸を反らす。息を吸いながら力を抜いて「ん……」の有／無音で両手のひらを大腿に戻す（終了後　自然な呼吸で休む）。

❸ 手のひら押し：5ラウンド

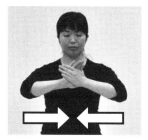

胸の前で両手のひらを斜めに合わせ、「ん……」の有／無音で押し合う。息を吸いながら力を抜いて「ん……」の有／無音で両手のひらを大腿に戻す（終了後　自然な呼吸で休む）。

❹ 手のひら引き：5ラウンド

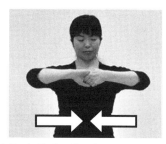

息を吸いながら胸の前で手のひらで握手をし、「ん……」の有／無音で互いに引き合う。息を吸いながら力を抜いて「ん……」の有／無音で両手のひらを大腿に戻す（終了後　自然な呼吸で休む）。

❺ 足首の前後押し：3ラウンド

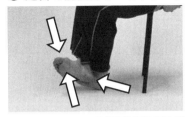

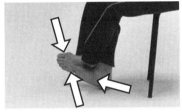

足のかかとを床に着け、息を吸いながら足首を前後にからませ、「ん……」の有／無音で両足の裏を床に着ける。足首の前後を替え、同じ動作を繰り返す。→以上が1ラウンド（終了後　自然な呼吸で休む）。

❻ 外側からの両ひざ押し：5回

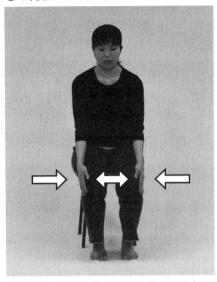

息を吸いながら両ひざの外側に両手のひらを当て、「ん……」の有／無音で押し合う。息を吸いながら力を抜いて「ん……」の有／無音で両手のひらを大腿に戻す（終了後　自然な呼吸で休む）。

❼ ねじり：3ラウンド

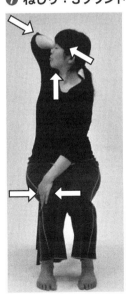

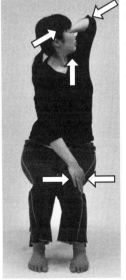

右（左）ひざの外側に左（右）手の全部の指を当て、同時に、右（左）手のひらを頭の右（左）側に当て「あ……」の有／無音で押し合う。息を吸いながら力を抜いて「ん……」の有／無音で両手のひらを大腿に戻す。→左右1回ずつで1ラウンド（終了後　自然な呼吸で休む）。

❽ 簡単な複式呼吸（スカ・プラーナーヤーマ）：閉眼で1分間

両鼻から数を数えながら息を吸う。ゆっくり息を吸ってその倍の長さで吐き切る。1対2の呼吸を意識する（終了後 ゆっくり日常生活に戻る）。

アンチエイジング・ヨーガ 立位編 20分間

❶ 呼吸の意識化：閉眼で1分間

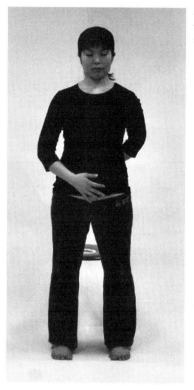

手のひらをおなかに当
て、そこで自然な呼吸
を感じる。

❷ 両腕の後ろまわし：5ラウンド

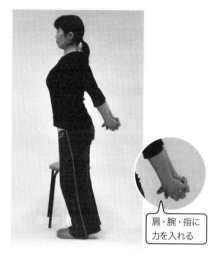

肩・腕・指に
力を入れる

両肩、両腕そしてすべての指にも力を入れて「ん
……」有／無音で胸を反らす。息を吸いながら
力を抜いて「ん……」の有／無音で両手のひらを
大腿に戻す（終了後　自然な呼吸で休む）。

❸ 腰押し：5ラウンド

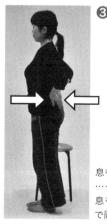

息を吸いながら両手のひらを腰の後ろに当て、「ん
……」の有／無音で手のひらと腰とで押し合う。
息を吸いながら力を抜いて「ん……」の有／無音
で両腕を下ろす（終了後　自然な呼吸で休む）。

❹ 立位でのねじり：３ラウンド

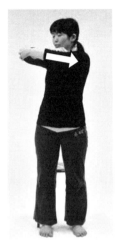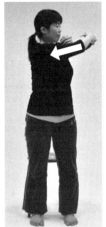

息を吸いながら左（右）手のひらを右（左）ひじの外側に外からかけて、顔と上体を右に45度ねじり、左（右）手と右（左）ひじを「ん……」の有／無音で下ろす。→左右1回ずつで1ラウンド（終了後　自然な呼吸で休む）。

❺ ひざ押し：３ラウンド

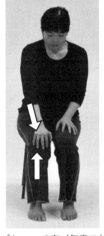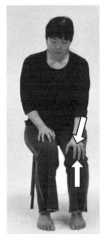

「ん……」の有／無音で右（左）足全体を上げようとし、右（左）の手のひらで右（左）ひざを押し上げる。息を吸い、「ん……」の有／無音で力を抜く。続いて反対の手のひらとひざでも同じ動きをする。→以上が1ラウンド（終了後　自然な呼吸で休む）。

❻ 内側からの両ひざ押し：３回

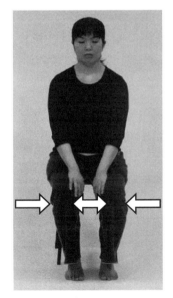

息を吸いながら両ひざの内側に両手のひらを当て、「ん……」の有／無音で押し合う。息を吸いながら力を抜いて「ん／……」の有／無音で両手のひらを大腿に戻す。

❼ ふいごの調気法（アグニ・プラサーラナ）：10＋15回

1秒に1回の割合で、10回行う。休んだ後で、さらに15回行う（終了後　ゆっくり日常生活に戻る）。

　以上、ヨーガ療法実習の一部を静止画で紹介した。このアンチエイジング・ヨーガの動画はWebにて公開しているので次のURLをご利用いただきたい。

https://www.yoganiketan.jp/
aniageingyogaseated.html（座位編）

https://www.yoganiketan.jp/
aniageingyogastanding.html（立位編）

　それでは以下に、これら肉体的ヨーガ諸技法のもつ意味について、古典より引用を紹介させていただき、こうした伝統的ヨーガのもつ種々の意味をまず、理解していただきたいと思う。

参考資料2：ラージャ・ヨーガ聖典：パタンジャリ大師著
**　　　　ヨーガ・スートラ第2章より引用**

46節：座法(アーサナ)は安定して、快適なものでなければならない。

　解説　　伝統的にヨーガ行者たちは、ヒマラヤ山中のほぼ人跡未踏と言ってもよい土地に居を構えて、修行の一生を送っている。私の師スワミ・ヨーゲシュワラナンダ大師様もそうした伝統的ラージャ・ヨーガ行者であったが、そのアーサナ指導のなかには道なき道を歩き、素手で崖を上り下りし、橋なき川を渡りきる筋力と体力を養う多くの座法(アーサナ)指導が教えの中心であった。ヒマラヤ行者は、きれいなポーズをつくるようなエクササイズなど教えることはなかったのである。むしろそうしたポーズをとろうとする者には"何のためのアーサナか。それはただのアクロバットであり、子どもの遊びに過ぎない"と警告を発していたほどであった。筋肉を繰り返し伸ばしきって、筋力がなくなり、柔軟になりすぎて伸びきってほぐれてしまった筋肉では、ヨーガ行者たちの伝統の世界であるヒマラヤ山中を生き延びることは不可能だからである。伝統的には行われてこなかったアーサナと似て非なるアクロバットのアーサナを行じていても、ヨーガ行者本来の肉体づくりも強靱な精神の涵養も不可能と言ってよいのである。本来の座法(アーサナ)は、何時間でも座を組んで座り抜ける体力と気力を養う肉体と精神の強化法である。それができて初めて、快適な座を組めて多くのストレスを克服できるのである。こうした伝統的ヨーガのアーサナを基礎にして、体力・気力の涵養法を一般人でも無理なく実習できるようにつくり替えてあるのが、上記のヨーガ療法の各種実習法である。さらには、こうした適切なアイソメトリック負荷がけの伝統的ヨーガ技法は、成長ホルモンに代表されるような、若返りの生理学的変化をも私たちにもたらしてくれることが、種々の科学的研究でわかっている。それは筋肉だけではなく、認知症で問題となっている脳

神経の若返りまでになっていることが、私たちが行なった脳神経分野の研究でも明らかにされている。こうした生理学的な奏功機序までよく理解してのヨーガ指導・実習が望まれる。実際の実習には一般社団法人日本ヨーガ療法学会の認定ヨーガ療法士からの指導を受けていただきたい。

47節:弛緩（シャイティリヤ）に努め、無辺なるもの（アナンタ）に入定（サマーパッティ）することで、座法に熟達する。

解説　座を組んで座るその目的は、瞑想修行をするためである。つまり伝統的ヨーガの瞑想法は精神の修行法であるから、肉体へ向かう意識は不要になる。そのために肉体が緊張を強いられて座を組む筋肉が疲れ果てたり痛んだりするようでは、瞑想という心の修行に差し支えるのは、1回でも禅寺の座禅を行じた人ならば体験としてよくわかるはずである。むしろ、長時間にわたって座を組み続け、その間に肉体に向かう意識を取り除けるほどのリラックスした心をもち得ていると、私たちの精神は自然と“無辺なるもの／永遠存在”を意識化する方向に働き始める“入定する”というのである。そのための肉体づくりが必要であり、ヨーガ療法実習においても実習者の体力と気力づくりのためのヨーガ療法指導が行われるのである。

48節：そのとき、二極の対立物（ドゥヴァンドゥヴァ）によって害されない。

解説　ヨーガ療法としての座法（アーサナ）を実習している間は、俗世の諸事に心が惑わされることはない。それは“今ここ”で動かしている肉体の諸変化に意識を向けるヨーガ療法指導がなされるからである。これが私たちを惑わす俗世の“二極の対立物”である、損得・得失・快不快・敵味方・善悪等の対立する思いから、一時自分の意識を引き離す精神状態を造りだせることになる。このように、伝統的ヨーガもヨーガ療法の実習も心理療法になっているのであり、特に伝統的ヨーガ修行にあっては、行者たちは俗世を超える意識状態を座法（アーサナ）の実習でもち得ることが、古より、この聖典ヨーガ・スートラ第2章48節のように伝承されているわけである。こうした実習法が現代心身医学で言われる心身症患者の性格特徴の1つである、自分以外の外の状況に

意識を向けすぎる"過剰適応"という精神的傾向を、ヨーガ療法実習で容易に克服し得る仕組み・機序(メカニズム)となっている。そのため、多くの心身症患者さんたちにヨーガ療法指導が行われ、多くの健康促進効果を上げているのである。そうした症例報告に関しては、一般社団法人日本ヨーガ療法学会発行の学術雑誌を参考にしていただきたい。

49節：座法が熟達した後で、吸気(シュヴァーサ)と呼気(プラシュヴァーサ)の動きを止める調気法を行ずる。

解説　八支則(アシュターンガ)ヨーガでは、座法(アーサナ)の次には、この調気法(プラーナーヤーマ)を行じるようになっている。調気法は座法よりも、より繊細な次元の修行法だからである。それというのも、筋肉を主に扱う座法と比べて、調気法という呼吸の制御法は肉体を動かす自律神経系に関与しているからであり、肉体と心の間の"架け橋"のような位置にあるからである。ヨーガ療法においても、呼気と吸気を自在に操るこの調気法は、自律神経を自在に、随意に動かすだけでなく、自律神経と深く相関して働く内分泌系や免疫系の機能に対しても、種々に影響を与え得るヨーガ療法技法になっている。特に心身相関の機能に障害をもつ実習者には、適切なアセスメント／見立てと共に適切なヨーガ療法指導を繰り返せば、種々の健康促進効果の出ることが確かめられている。西洋医学が得意とする薬物療法や手術法とは異なる次元での健康促進効果も期待できるのが、この調気法指導なのである。ヨーガ療法の調気法実習と生理学的変化に関する医学研究のいくつかは、生気鞘の項で簡単に触れているので、参考にしていただきたい。

参考資料3：ハタ・ヨーガ聖典：スヴァトマラーマ大師著
聖典ハタ・プラディーピカーより引用

＜ヨーガ療法アセスメント1章　アーサナ＞

17節：アーサナはハタ・ヨーガの第一の部門であるから、最初に説くことにする。
心身の強健さと無病、手足の軽快さなどを得るためには、アーサナを行じるの
がよい。

解説　本書のハタ・ヨーガ経典の成立は15世紀頃とも言われているが、伝
統的ヨーガのなかで肉体的修行法となっているこのハタ・ヨーガを行じると
"心身の強健さ・無病・手足の軽快さ"が得られると、この著者は言っている。
古来、肉体次元のヨーガ実習法はヨーガ行者たちにとっても、健康促進法とし
ても経験的に理解されてきたのだと思う。現代においては、こうした実習効果
は医学／心理学的にその奏功機序が明らかにされてきている。私も1970年
代からヒマラヤ山中でそうしたヨーガ行者たちと道なき道を歩いていたが、布
の靴や、ときにはゴム草履を履いた足で風のように野山や氷河の上を歩き回る
ヨーガ行者たちの姿は、本節の言わんとしている通りであった。こうしたヒマ
ラヤ山中で培われた伝統的な肉体鍛錬法を、ヨーガ療法ではその精髄を残し
たままで一般人にでも実習できるように修正して指導している。そうでなけれ
ば、一般ヨーガはただの子どもの遊びのようなアクロバットの見世物になってし
まうからである。

67節：種々のアーサナ、クンバカ、その他の優れた諸行法など、ハタ・ヨーガの
修行に関するすべてのことは、その結果たるラージャ・ヨーガが行じられるま
で行じなければならない。

解説　本節では肉体次元のヨーガ実習法であるアーサナや他の諸行法に
も言及し、それらはすべてラージャ・ヨーガ修行の基礎修行になっていると説
明している。このラージャ・ヨーガは別名"八支則ヨーガ／アシュターンガ・
ヨーガ"とも呼ばれ、基礎修行たるラージャ・ヨーガ修行はバヒランガ（外的）・

　ヨーガとしての1.ヤマ（禁戒）　2.ニヤマ（勧戒）　3.アーサナ　4.プラーナーヤーマ／調気法　5.プラティヤーハーラ（制感行法）の5種が数え上げられている。これらに続く修行法としてアンタランガ（内的）・ヨーガとしての6.ダーラナ（凝念・精神集中法）　7.ディヤーナ（静慮・瞑想・禅那）　8.サマーディ（三昧）の3種が挙げられている。本節はこれら内的ヨーガの諸実習法を意味しているのであり、ヨーガ療法指導においてもこれら6～8の実習法が心身統御の偉大な力を発揮できるものと認識されている。伝統的にはこれら内的ヨーガ技法の3種は“綜制／サムヤマ”と呼ばれて、特別視されている。ヨーガ療法士はこの綜制技法を駆使し、生徒／クライアントの心の働かせ方の変容を試みるのである。インドのことわざには以下のものがあり、心のあり方が人生全体を変容させることはよく理解されていた。すなわち、「心が変われば、態度が変わる。態度が変われば、行動が変わる。行動が変われば、習慣が変わる。習慣が変われば、人格が変わる。人格が変われば、運命が変わる」。本書の読者もまずは、ヨーガ療法実習を開始して、大いに人格を磨き上げて運命を変えていっていただきたいと思う。

2：食物鞘におけるヨーガ療法インストラクション（YTI）／
　　指導法の実際

　食物鞘におけるアイソメトリック（負荷あり・なし／スロー・トレーニング）負荷によるブリージング・エクササイズ、スークシュマ・ヴィヤヤーマ、アーサナ（アイソメトリック・ブリージング　負荷あり・なし）指導法

● アイソメトリック・ブリージング・エクササイズの実際
● アイソメトリック・スークシュマ・ヴィヤヤーマの実際

　これら数ある実習法の詳しい内容の一部は以下に紹介する。このアイソメトリック・ヨーガも東日本大震災に被災した人々への肉体的・心理的健康促進のために、東北地方一円に無料配布されている。詳しくは一般社団法人日本ヨーガ療法学会にお問い合わせいただきたい。

アイソメトリック・ヨーガ実習 座位編

❶ 自然呼吸の意識化

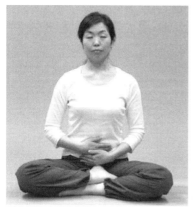

腹式呼吸を10回数える。手のひらをおなかに
当て、そこで自然な呼吸を感じる。

❷ 座位でのねじり：左右2回ずつ　有音と無音

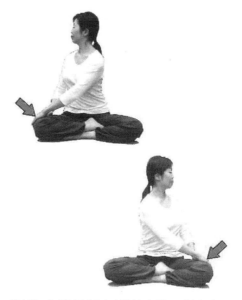

息を吸いながら両手を右太股（左太股）の外側に当て
腕、足全体に力を入れて「う……」有／無音でねじり、
押し合う。

❸ 座位でのつま先ひき：左右2回ずつ　有音と無音

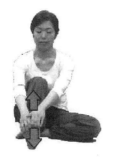 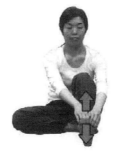 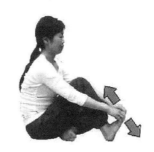

右ひざ（左ひざ）を立てて、つま先をにぎり、「う……」
有／無音でつま先を引き上げるように力を入れ、
つま先は床につけるように力を入れて押し合う。

❹ 座位でのつま先押し：左右2回ずつ　有音と無音

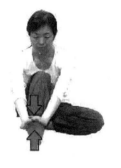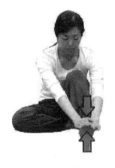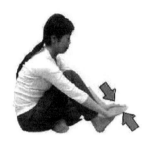

右ひざ（左ひざ）を立てて、足の甲に両手のひらを当てて、
「う……」有／無音で足の甲と両手で押し合う。

❺ 外からの両ひざ押し：有音2回　無音2回

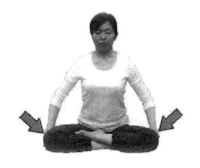

両手のひらを両足太股の外側に当てて、
「う……」有／無音で、両手で太股を前に
押しだすように太股と両手のひらで押し
合う。

❻ 両ひざ引き：有音2回　無音2回

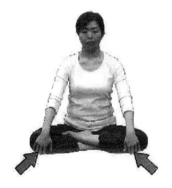

両手のひらを両ひざに当てて、「う……」
有／無音で両ひざを引くようにして
両手のひらとひざとで押し合う。

❼ 座位での腰押し：
**　　有音2回　無音2回**

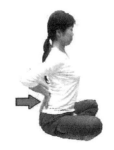

両腕を背中に回し両
手のひらは腰に当て
て、「う……」有／無音
で腰と手のひらで押し
合う。

❽ 後頭部の手のひら押し：
**　　有音2回　無音2回**

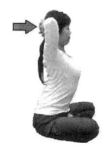

両腕を背中に回し両手
のひらは後頭部に当て
て、「う……」有／無
音で腰と手のひらで押
し合う。

❾ 「心観瞑想」：2分間
しんかん

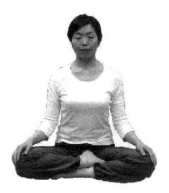

静かに目を閉じて座る。ある思いが心
のなかに出てきたら、「今、自分はこん
な思いを観ているな……」と、心のなか
で自分に言う。また、心のなかに何も
ないときには、「今は、何の思いも出て
きていないな……」と、心のなかで自分
に言う。心のなかに浮かんでは消えて
いくさまざまな思いを、ただ観ているだ
けとする心の訓練。

❿ 腹式呼吸：5回

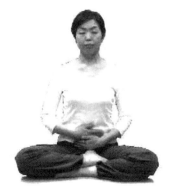

両鼻で息を吸っておなかを膨らませ、
「う……」と言いながら息を吐く。

　以上の実習法は以下のURLに実際の
動画が掲載されている。詳しい実習法は
最寄りの学会認定ヨーガ療法士から指導
していただきたい。
https://www.youtube.com/watch?v=
m97nWcl89BE

アイソメトリック・ヨーガ実習 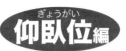仰臥位編

❶ 自然呼吸の意識化

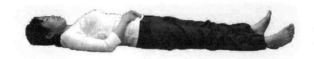

手のひらをおなかに当て、
そこで自然な呼吸を感じる。

❷ 仰向けでのねじり：左右2回ずつ　有音と無音

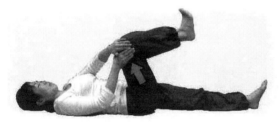

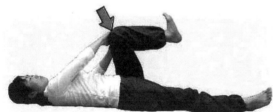

右足(左足)のひざを立てて、
両手が届く位置まで足を上げ
る。両手のひらを右ひざ(左ひ
ざ)の外側に当てて、「う……」
有／無音で、ひざを外側に開こ
うとし、それを両手で押し戻す
ように押し合う。

❸ 仰向けでのひざ押し：左右2回ずつ　有音と無音

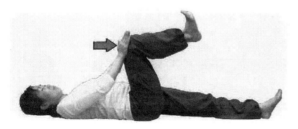

右足(左足)のひざを立てて、
両手が届く位置まで足を上げ
る。両手のひらを右足(左足)
の前面に当てて、「う……」有
／無音で、ひざを曲げるように
し、それを両手で押し戻すよう
にして押し合う。

83

❹ **仰向けでのかかとと床の押し合い：2回ずつ　有音と無音**

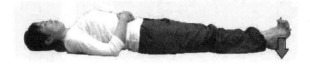

両足のつま先は立てて、
つま先を開げておく。
「う……」有／無音で、
かかとで床を押す。

❺ **仰向けでの両ひじと床の押し合い：2回ずつ　有音と無音**

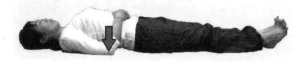

「う……」有／無音で、
両ひじで床を押す。

❻ **仰向けでの腰上げ：2回ずつ　有音と無音**

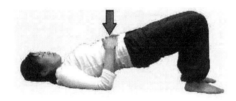

ゆっくり息を吸いながら両ひざを立てて、
腰を上にもち上げていき、
一番高いところまで腰を上げたら、
肛門部分をしっかりと締めて、
「う……」有音／無音で腰を下ろしていく。

❼ **「心観瞑想」：2分間**

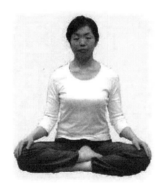

静かに目を閉じて座る。ある思いが心のなか
に出てきたら、「今、自分はこんな思いを観て
いるな……」と、心のなかで自分に言う。ま
た、心のなかに何もないときには、「今は、何
の思いも出てきていないな……」と、心のな
かで自分に言う。心のなかに浮かんでは消
えていくさまざまな思いを、ただ観ているだ
けとする心の訓練。

❽ **腹式呼吸**

両鼻で息を吸っておなかを膨らませ、
「う……」と言いながら吐いていく。

　　以上の実習法は以下のURLに実際の
動画が掲載されている。詳しい実習法は
最寄りの学会認定ヨーガ療法士から指導
していただきたい。
https://www.youtube.com/watch?v=
zNdSskGzAtg

5) 食物鞘における有害事象・発生防止心得

実習時には以下の注意事項を参考にしていただきたい。

1：3種の実習法の確立

一般社団法人日本ヨーガ療法学会では1987年から、インド・バンガロール市に本部のあるスワミ・ヴィヴェーカナンダ・ヨーガ研究所／ヨーガ大学院大学と連携してきている。そのなかで、肉体を使っての四肢の運動／呼吸を一緒に連動させて生徒／クライアントに指導するブリージング・エクササイズを、心身症や精神疾患に対処する心理療法として活用している。アかウかンの有音／無音で発音しつつ、静止のアイソメトリック負荷をかける実習法と、アイソメトリック負荷をかけつつ四肢を動かすスロー・トレーニングの指導も行なっている。そして、1. アイソメトリック負荷なしブリージング・エクササイズ　2. 静止のアイソメトリック負荷ありブリージング・エクササイズ　3. 動きのあるアイソメトリック負荷ありのスロー・トレーニング負荷・ブリージング・エクササイズの3種に分類できる実習法が確立されている。

2：アイソメトリック負荷の強度に注意

初心者の場合は、動きがあり、且つアイソメトリック負荷がかけられているスロー・トレーニングのブリージング・エクササイズからの実習が一般的にはよい。動きがある方が、初心者には集中しやすいからである。しかし、アイソメトリック負荷の強度に注意しないと有害事象発生につながるので、指導者を選んで実習することが大切である。安易に1人で実習しないでいただきたい。特に高齢者の場合は、最大筋力の1/2、1/3、1/4の区別が自覚できないこともあり、最大筋力を使ってアイソメトリック負荷をかける危険性を常に注意しておかねばならない。必ず、一般社団法人日本ヨーガ療法学会認定のヨーガ療法士の指導を受けていただきたい。ちなみに、これらアイソメトリック・ブリージング・エ

クササイズ等の名称には特許庁の商標登録がなされているので、その点に関しても、安易に指導／使用をしないようにしていただきたい。

3：筋緊張／弛緩の落差を意識化した実習の必要性

アイソメトリック・スロー・トレーニング負荷をかけるブリージング・エクササイズ／スークシュマ・ヴィヤヤーマ実習の場合、筋緊張／弛緩の落差をはっきりと意識化するように実習するために、1人で実習できるようになっていただきたい。

4：発声の移行

実習時にはアかウかンの有音／無音を使い分けるが、ア音から実習を開始し、徐々にウ音からン音発声へと移行する。ン音は裸で空気にさらされている脳の嗅覚神経を直接に刺激する“脳トレーニング”として最適な実習法と認識していただきたい。

5：呼気の長さによる違いを意識

アかウかンの有音を出しての実習では、呼気が長くなると体内の免疫系・内分泌系の働きがよくなることをよく理解して実習していただきたい。

6：筋緊張／弛緩の意識化

筋緊張／弛緩の意識化は、アイソメトリック・スロー・トレーニングがわかりやすく、次いで静止のアイソメトリック負荷をかける実習法、その次は負荷なしの実習法での意識化へと、より微細な変化を意識化できるように実習していただきたい。

7：アイソメトリック負荷ありの実習による内的変化の意識化

アイソメトリック負荷のかけ方は、必ず認定ヨーガ療法士のダルシャナ／面接を受けて、あなたの心身状態と意識化能力を考慮して決めていただき、各種

アイソメトリック負荷あり実習により、内的変化の意識化能力を育てるようにしていただきたい。

8：交感神経優位の心身状態をもっている場合

交感神経優位の心身状態をもっている場合には、心理作用速度を減速させるアイソメトリック負荷なしブリージング・エクササイズが最初に推奨される。

9：アイソメトリック負荷実習直後の自然呼吸の意識化

アイソメトリック負荷実習直後には、腹部か胸部で自然呼吸を意識化するようにする。

以上、実習時に心がける注意事項のいくつかを紹介したが、実際には学会認定ヨーガ療法士の資格をもったヨーガ療法士の指導を受けてから、ヨーガ療法実習を始めていただきたい。

6) 食物鞘関連事例

それでは、本食物鞘次元のヨーガ療法実習により得られる健康促進効果のいくつかの事例を1つにまとめた、創作事例を紹介する。本症例は教育教材用に典型的な数症例を脚色して創作されたものである。

創作事例1：月経前症候群（PMS）に対するヨーガ療法指導報告

ヨーガ療法研究所　用賀太郎

1．はじめに

月経前症候群（Premenstrual Syndrome）とは、月経前約2週間にあらわれる心と体のさまざまな不調（イライラ、頭痛等）である。黄体ホルモンの影響などが考えられ、ストレスにより症状が悪化する場合がある。本症例では開示

が得られなかったため月経周期との関連づけが不十分だが、本症状をもつ女性がヨーガ療法実習により心身状態を客観視する力を身につけて症状に対処できるようになり、症状が軽減されたケースを紹介する。

2．症　例

実習者　31歳　女性　身長159㎝　体重47kg　事務職

主　訴　月経前情緒不安定、肩こり、疲労感

家族歴　父：（68歳）胃がん　母：アレルギー性鼻炎（30歳）

診断名　月経前症候群　X－6年（25歳）A病院婦人科B医師診断

既往歴　アレルギー性鼻炎（13歳）

生育・生活歴　父母と弟2人の5人家族の長女。何不自由ない家庭。頻繁に熱を出すなど体力がなく体育の授業は見学することが多かった。考え込みやすく神経質な面があった。15歳：高校入学時に転居。新しい環境に適応できず約1年間心身状態不安定となる。22歳：大学卒業後就職。31歳：交際男性と同居中。主訴の症状で不調が続く。

現病歴　X－9年（22歳）にA社に入社し、経理を担当。入社以来、月経前にイライラするようになった。生理は経血の量が非常に多く、生理痛も酷く寝込むこともあった。X－8年（23歳）頃からアレルギー性鼻炎、不眠、イライラ等の症状が出る。X－6年（25歳）父親の介護をするようになってから気持ちが減入るようになる。半年間漢方薬を服用。上記症状が軽減。X－5年（26歳）再就職。主訴の症状が徐々に悪化。さまざまな療法を試すが効果が見られないと短期間で中止して別の療法を試すことを繰り返す。X年4月（31歳）月経前のイライラがさらに酷く、生理開始日から2日間は起き上がることも困難になり仕事を休むようになった。この状態を見かねた母の勧めでヨーガ療法実習を開始。

ヨーガ療法歴／主訴・症状変化　X年4月（31歳）〜X年9月、月1、2回、90〜120分（全8回）、本実習者自宅にて指導。X年4月のヨーガ療法実習開始時の言語によるヨーガ・スートラ乱心ヨーガ療法アセスメント半構造化面接の手引き（SSIM-YSSMA）で仕事上の不満や体調の不安を語り、現病歴・生活歴から、真面目で繊細な性格、過剰適応傾向、頑張って認

められたいと自ら高く設定する目標とそれについていけない自分の心と体が
受け入れられない葛藤から自己否定的となり自己存在の基盤を外側に求め
る傾向があり、⑥ 渇望　⑧ 新たな境地を見いだせぬこと　⑨ 心の不安定
さの得点が共に5/5点と高く、ヨーガ・スートラ誤認知ヨーガ療法アセスメン
ト半構造化面接の手引き(SSIM-YSAM)でD非我・真我の誤認知得点
も5/5点と高く、これら理智鞘及び歓喜鞘の不全が主訴発現の要因の1つ
であると見立てた。さらに、知性／感性機能・客観視力ヨーガ療法アセスメ
ント半構造化面接の手引き(SSIM-AISO)で、⑤ 行動指令・客観視力得
点が2/5点と低いとYTAし、不快さに過敏で症状や感情に取り込まれてい
る状況を客観視できず、浅く速い呼吸の習慣化や肉体の緊張(意思鞘、生
気鞘・食物鞘の不全)が見られたため、心身状態客観視の力をつけるヨー
ガ療法インストラクション(YTI)としてブリージングEX、スークシュマ・ヴィヤ
ヤーマ、アーサナ、QRT、DRT、呼吸法から指導開始。閉眼が難しいた
め、同年5月より自分に集中できるようにアイソメトリック負荷を追加。集中し
やすく腰回りが温かくなり気分が落ち着くという症状変化(CCC)が得られ
た。効果を実感したことから自分自身で自宅での実習を開始。同年7月に
ヨーガ療法実習への義務感や結果へのこだわりが見られる発言が出る。さ
まざまな療法を試すも継続できなかった経緯もあり、この時点でバガヴァッド・
ギーター行為力ヨーガ療法アセスメント半構造化面接の手引き(SSIM-
BGAK)のA二極対立平等感得点が2/5点と低いYTAした。ヨーガ療
法ダルシャナ(YTD)法で今に集中して行為するカルマ・ヨーガの実習、
アーサナの種類や回数にこだわらず日常で自分に集中する機会をもつことを
指導した。CCCとして同年8月には日常でも体の状態や呼吸の意識化を
試みるようになった。意識化範囲の拡がりを楽しみながら積極的に実習を
継続し、肩こりや疲労が解消できるようになってきた。否定的発言が減る。
行動変容が起こり理智鞘の不全が改善傾向にあるとYTAした。CCCと
して初回(X年4月)と最終回(X年9月)にsVYASA健康自己判定表
とYG性格検査を実施。sVYASA健康自己判定表では健康度得点が
53→67/84(＋14)点に増加、YG性格検査の性格類型判定はE′型で
変化なし。項目では主観的(O)得点が12→6/20(－6)点で客観性が増

加。同年9月には肩こりや疲労感が軽減。下半身の冷えは継続しているが、ヨーガ療法実習後に温かくなる体験から、あまり気にならなくなった。以上を踏まえてSSIM-YSSMAの、⑥ 渇望　⑧ 新たな境地を見いだせぬこと、⑨ 心の不安定さの得点が共に2/5点に低下したとし、SSIM-YSAMでも「非我と真我」「苦楽」の誤認知の得点も2/5点に低下したとYTAした。表情に明るさや安定感が見られるようになったのでSSIM-AISOで、5. 行動指令・客観視力得点が4/5点と高くなり、心の動きを客観視できる力がつき、SSIM-BGAKのA二極対立平等感得点が4/5点と上がり、歓喜鞘から食物鞘すべての次元で不全が改善傾向にあるとYTAした。

本人の語りに基づく現状報告　ヨーガ療法実習を続けることで、これまで気づかなかった体の状態を意識することができるようになり、気持ちに引っ張られることが減りました。自分でよい状態を維持できる力をつけていきたいです。

3. 考　察

本実習者はヨーガ療法実習で心身状態の意識化を繰り返すことにより、理智鞘における種々の機能不全が原因となって本症状の引き金になっていたのが、感性の鋭さがよい方向に働いて、過敏な反応を伴わずに症状に向き合える自己客観視力を身につけていったと考察される。自宅でのヨーガ療法実習を続け、症状や感情をコントロールできるという気づきと自信を得たことが前向きな姿勢にあらわれている。今後もヨーガ療法実習を継続し、さらなる症状の改善が見込まれるであろう。

第2章
生気鞘における
ヨーガ療法アセスメント(YTA)と
ヨーガ療法インストラクション(YTI)

1) ヨーガ療法から見た生気鞘での発病理論

　人間五蔵説における内的心理器官たる"理智/ブッディ(人間馬車説における御者)"は、身体内外からの情報を認知し、判断し、予測をつけ、決断をくだし、行動指令を出す心理作用を行う。その情報処理後の情報を"意思/マナス(人間馬車説における手綱)"に送る心理作用に支障が出ると、知覚・運動器官(人間馬車説における10頭の馬たち)が不健康に働きだす。その結果、肉体(食物鞘)の呼吸機能を司る視床下部が影響されて、自律神経系の働きが阻害される。すると心肺機能に障害が発生し、呼吸作用の乱れが生じると考えられる。このように、ヨーガ療法では、肉体/食物鞘に起きる病気は、それに先立つ心理作用の乱れが原因になっているとアセスメント/見立てられることは、すでに食物鞘の項で説明した。こうした見立てを基にして乱心の原因を除去するようにするので、ヨーガ療法は病気の根本的原因を除去できる"原因療法"であると言えるのである。

2) 生気鞘におけるヨーガ療法アセスメント(YTA)のための
　 チェックリスト

　上記の乱心障害が生気鞘中に生じていないかどうかを以下の手法でアセス

メント(見立て)をするが、ヨーガ療法士が行うアセスメント技法の一部を以下に紹介しておく。読者の皆さんも自己評価していただきたい。

1：呼吸器機能(失体感症)の自己アセスメント／チェックを行う

● ン音発声秒数を毎月測定して、その数値が大きくなっていくかどうかを記録する。

● 腹・胸・肩を使うセクショナル・ブリージング(調気法)を意識化して行えるかをチェックする。

2：呼気・吸気の流れの"自然呼吸"の意識化ができているかを自己アセスメントする

● 人差し指を両鼻下におき、出入りする自然な息の流れを意識化してみる。

● 手のひらを半開きにした口の前にもっていって、自然な呼気と吸気を意識化する。

● 鼻先／上唇での自然な息の出入りを意識化してみる。

3) 生気鞘におけるヨーガ療法インストラクション(YTI)／実習理論

　この生気鞘でのヨーガ療法実習は、呼吸作用の随意的コントロールになっているため、"自己客観視"の心理的基礎訓練になっている心理療法である。また、中枢神経系での呼吸器随意制御が、内分泌系と免疫系までの随意制御にもつながることがわかっている。であるから、先の食物鞘／肉体の動きを対象にした実習よりも、より肉体の生理全体に大きな影響力が出てくるヨーガ療法の実習法だと言える。読者の皆さんも安全な調気法として規定されたヨーガ療法プラーナーヤーマ／調気法を呼吸回数・呼吸強度・呼吸速度を自分の肉体的能力に合わせて選定して、実習していただきたい。具体的には前章で紹介したアンチエイジング・ヨーガやアイソメトリック・アーサナの最後の部分に紹

介してある調気法を、定められた回数で実習していただきたい。まずは、学会認定ヨーガ療法士の指導を受けてからの実習にしていただきたい。

　では以下に、伝統的ヨーガの聖典に記述されている調気法の一部を紹介する。数千年を経ての伝承の重みを感じていただきたい。

参考資料4：古典からの助言：スヴァトマラーマ大師著　ハタ・

プラディーピカー　第2章　プラーナーヤーマより引用

15節：ライオンやゾウやトラも徐々に飼い慣らしていくように、気（ヴァーユ）も少しずつ制御して行かねばならない。さもないと気は行者を害するようになる。

　　解説　　伝統的ヨーガの調気法の場合は、呼吸の強さ・速さ・回数は伝統的に師匠からの教えとして定められているが、ヨーガ療法の場合は生徒／クライアントの心身能力をアセスメントして、体力・気力に応じて呼吸の速さ・強さ・回数は注意して変化させる必要がある。伝統的修行法においても、調気の程度は徐々に飼い慣らしていく必要があるとされている。かくいう私の場合は師匠から、例えば調気法において呼気の長さを長くする場合でも、3〜6ヶ月をかけてゆっくりと1秒単位で長くさせるようにと注意されていたほどである。まして、心身に障害を抱える生徒／クライアントならばなおさらであることを、ヨーガ療法実習者は肝に銘じていただきたい。実習回数を増やせばそれだけ健康になるなどと考えてはならない。有害事象の数々はここ生気鞘で多発しているのをよく知らねばならない。実際の調気法実習には学会認定ヨーガ療法士の指導をまず受けてからにしていただきたい。

16節：プラーナーヤーマを適切に行ずれば、すべての病はなくなる。しかし不適切に行ずると、あらゆる病が生じてくる。

　　解説　　伝統的ヨーガの調気法においても、適切に調気すれば"すべての病はなくなる"とあるように、自律神経系・内分泌系・免疫系のいわゆる"ホメオスタシスの三角形"の調和が取れるようになることは古来、ヨーガ行者たちが自分たちの経験から知っていたと推測される。従って、生徒／クライアントの

> 心身能力に適した調気法指導をヨーガ療法士は正確に選択してから指導を
> 開始しており、生徒／クライアントの症状変化をアセスメントしながら呼吸の強
> さ・速さ・回数を適宜変化させて指導しているのである。

　古来ヨーガ行者はアーサナが確実にできるようになってから感覚器官の働
きを克服し、健康食をほどほどに摂り、導師の指導の下でプラーナーヤーマを
行じるべきとされている。ヨーガ療法の場合も生徒／クライアントの心身能力
に合わせての指導が望まれている。また"プラーナが動くと心素（チッタ）の働
きも乱れたままである。プラーナが動かなければ心素の働きも静まる。その時
ヨーガ行者は完全に不動の境地に達する。それゆえに行者は、プラーナの動
きを抑制すべきである"との記述もヨーガの経典にあるほどに、呼吸と心は連
動していることが伝統的ヨーガではよく理解されてきている。このように、古来
ヨーガ行者たちは呼吸作用が肉体と意識作用の架け橋となっていることを知っ
ていたのである。であるから、ヨーガ療法の調気法も心身相関技法の中心的
位置を占める重要な技法であり、注意してヨーガ療法士は調気法を指導してい
る。調気法は、上手に実習しさえすれば、実習者の心身の調和が健やかに保た
れるヨーガ療法技法なのである。

4) 生気鞘における有害事象・発生防止心得

　ヨーガ療法の調気法は各種の生理学的変化を生徒／クライアントの心身に
生じさせる技法である反面、不用意な実習は避けねばならない。以下に、いく
つかの注意点を列挙しておく。いずれも認定ヨーガ療法士のヨーガ療法ダル
シャナ（YTD）を受けつつ決定していただきたい。

● 実習者の体力や気力に合わせて、調気法実習プログラムは作成されなけれ
　ばならない。

● 実習者が1人で自習するときは、決められた実習回数をきちんと守らせてい
　ただきたい。

● 調気法実習は食前か、食後１〜２時間以上は経った、空腹時での実習をさせていただきたい。

● 実習中の姿勢は背筋を伸ばし、床か椅子に座って実習するが、クッション等を敷いてお尻の下を少し高くして座らせていただきたい。

● 実習で体調不良になったならば、数日間実習を止めて認定ヨーガ療法士に相談させていただきたい。

● 実習中は体内の生命力と一緒に実習していることを感じさせて、決して無理はさせないでいただきたい。

● ン音発声・止息時間等のバイオデーターを、数ヶ月を空けて計測し、体内変化を常に自己アセスメントさせて、最適な実習を心がけてさせていただきたい。

● ヨーガ療法調気法指導では、止息／クンバカ指導は入れられていない。クンバカ指導は行わないようにしていただきたい。有害事象発生の危険がある。

5) 生気鞘における実習と症状変化(CCC)／生理学的変化

　ヨーガ療法の調気法は生理学的に多くの体内変化を引き起こすので、以下に調気法が生じさせる体内変化の医学・心理学的変化のいくつかの論文を要約して記しておきたい。ヨーガ療法の調気法実習により、肉体内にどのような生理学的な変化が生じるかを、ヨーガ療法士はよく理解して指導している。読者の皆さんも以下の研究論文を読んで、その効用をよく理解して調気法実習に臨んでいただきたい。

1：α波出現と副腎皮質ホルモンの相関関係

　これは私たちが実際に行なった基礎医学研究の結果であるが、高血圧症、及び精神的なストレスにヨーガの熟練が効果を有することは、以下の図によって示唆されている。

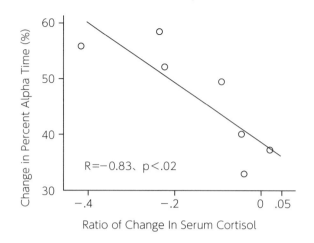

図3　Relationship between the ratio of change in serum cortisol and change in percent alpha time (%)
（α波出現と副腎皮質ホルモンの相関関係）
(T. Kamei, et al. Perceptual and Motor Skills, 90: 1027-1032, 2000.)

　つまり、60分間のハタ・ヨーガの実習によってα（アルファー）波の出現率が多くなったヨーガの実習者ほど、副腎皮質ホルモンであるコルチゾールの分泌が減っていることがわかる。副腎皮質ホルモンはストレスが生じたときに、脳の下垂体からの刺激ホルモンを介して分泌されるので、α波の出現率が高くなることで、そのような刺激ホルモンの分泌が減って、その人が通常の状態よりもさらにリラックスした状態になったことを意味するのである。さらに、血圧を上げる作用を有する副腎皮質ホルモンの分泌が減るので、血圧は下がる。

2：ヨーガ療法技法とα波出現の相関関係

　図4も私たちが実際に行なったヨーガ療法の基礎医学的研究である。8名のヨーガ熟練者を対象に、ハタ・ヨーガの直前の10分間の閉眼安静時と、15分間のヨーガのアーサナ、その後の15分間のヨーガ調気法、それから20分間の（ソーハム）瞑想の、計4つの時期におけるα波の出現率を調べたものである。

　その結果、ヨーガの体位法でα波の出現率が8名中7名で増加したが、調気法ではさらに全員で出現率は増加し続けた。ただし、簡単な瞑想法であるソーハム瞑想時ではさらにα波が上がる者と逆に下がる者と、瞑想の熟達度合いに

よってはっきりとした差が出
た。この医学論文は「ヨー
ガの呼吸運動による脳波の
変化がもたらす細胞性免
疫の賦活化」として2006
年11月、第7回馬淵ホリス
ティック医学奨励賞を受賞
している。

＊　アーサナ実習法

　シャヴァ・アーサナを入れ
つつ。パシチモッターナ、ア
ルダ・マッツエンドラ、ブジャン
グ、マツイアーサナ、ダヌ
ル・アーサナ等を実習。

＊　プラーナーヤーマ実習法

　次の順序で15分間の調

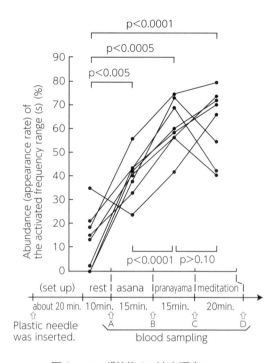

図4　ヨーガ前後のα波出現率

気法を行なった。なお、それぞれの呼吸運動法の終了後には、30秒間の安静
時間を入れた。

① スカ・プラナーヤーマ30秒…………両鼻からゆっくりと吸息と呼息を行う。

② アグニ・プラサーラナ30秒…………1秒に1回の割合で呼吸。

③ スーリヤ・ベダナ1分30秒…………右鼻から吸息、左鼻から呼息。

④ チャンドラ・ベダナ1分30秒………左鼻から吸息、右鼻から呼息。

⑤ ナーディ・シュッディ2分……………片鼻交互。

⑥ ウッジャーイ3分………………………両鼻で呼吸し喉の摩擦音に集中。

⑦ ブラーマリー2分30秒………………両鼻。

3：ヨーガ調気法とNK活性の相関関係

　ヨーガ調気法の15分間で増加したアルファー波の出現率と、自然免疫の代表的存在であるナチュラルキラー細胞／NK細胞の活性の増加率との間に正の相関が見いだされたことを示すのが、この図5である。

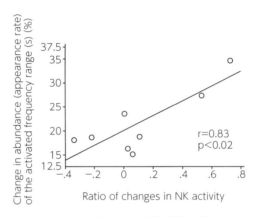

図5　α波出現率とNK細胞活性の増加率

　15分間の間に副腎皮質ホルモンの分泌がα波の出現率と逆相関して減ってNK細胞の活性が上昇したとも考えられるが、15分間という短期の変化なので、脳からのオピオイド／脳内麻薬の放出により生じた免疫細胞への活性化と考える方が説明しやすいと思われる。

4：ブリージング・エクササイズと抗酸化能力との相関関係

● ヨーガの調気法を単純化させたIsometric Yogic Breathing Exercise を、抗酸化力が比較的低いチェルノブイリ被曝者が、1日20分間、半年間継続して行うと、血液の抗酸化力が上昇し酸化ストレス度が低下した。このことから、Isometric Yogic Breathing Exerciseは、老化防止に役立つと推測された。

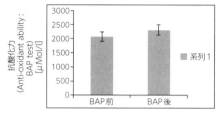

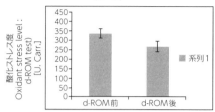

(Kamei T. et. al 12th International Congress of Behavioral Medicineより)　(Kamei T. et. al 12th International Congress of Behavioral Medicineより)

図6　抗酸化力（BAPテスト）　　　　図7　酸化ストレス度（dROMテスト）

● 上記結果は、ヨーガの調気法により神経伝達物質の血液中への放出を介して、細胞性免疫が上昇したと考えられる"血液中の変化"を示していると思われる。いずれにしても血液中の活性酸素が半年間の被曝被害者の体内で、異常値から正常値になっていた。これは驚くべき結果なので、私たちは2012年8月29日にヨーロッパで開かれた「第12回国際行動医学会／ブタペスト」で発表の機会を得ている。

5：IT企業の休憩時のヨーガ療法実習とリラックス効果測定調査

　私たちはさらに、厳しいコンピューター社会のなかでIT技術者として働く皆さんに対しても、ヨーガ療法実習がどれほどのストレス軽減効果を出せるかを、昼食後の15分間にヨーガ療法実習をした群と普通に音楽を聞いたりTVを見ていたりする群とに分けて、唾液のアミラーゼを調べて比較調査した。この研究には東洋大学工学部の加藤千恵子先生が主導してくださった。以下に、その結果を表にして紹介する。

表3　ストレスの高低ごとのヨーガ療法の実習効果

	ヨーガ療法実習群			
	ストレス高群（YSHXn＝12）		ストレス低群（YSHXn＝17）	
	M	SD	M	SD
アミラーゼ活性の差（ku/L）	−13.08	10.59	4.00	11.37
	自由に休息した群			
	ストレス高群（YSHXn＝11）		ストレス低群（YSHXn＝12）	
	M	SD	M	SD
アミラーゼ活性の差（ku/L）	19.91	22.59	11.08	13.04
主効果		交互作用	多重比較	
ヨーガ有無	ストレス高低			
F値	F値	F値		
23.71**	1.01	9.91**	YSHKYSL	

p<.05、**p<.0.01

Standard Deviation/SD/標準偏差は、分散（平均値との差の2乗の平均）の正の平方根
F値：F分布に従う検定総計量の値

　ヨーガ療法実習群のアミラーゼ値が減少し、リラックス効果が現れているのがわかる。また、納期に追われているストレス強度の強い部署で働く社員さんたち（ストレス高群）と、比較的ゆったり仕事をしている部署の社員さんたち（ストレス低群）の比較をしてみると、ストレス強度が強い部署の社員さんたちの方が、ヨーガ療法実習でリラックスできることがはっきりと数値になって出てきた。

　これは非常に興味ある結果で、心身共のストレスはただボーッとしていても取れないので、ヨーガ療法のように"意識してリラックスする"実習を自らが行うことが必要であることがわかる。

6) 生気鞘関連事例

　それでは以下に、こうしたストレス低減効果のいくつかの症例を1つにまとめた創作事例を紹介する。この症例集は、数個の症例報告を1つにまとめての事例報告になっている。なお、事例中に出てくる各種心理テストの半構造化面接の手引き等については、ヨーガ療法士養成講座のなかで改めて学んでいただきたい。本症例は、教育教材用に典型的な数症例を脚色して創作されたものである。

創作事例2：慢性閉塞性肺疾患(COPD)に対するヨーガ療法指導報告

ヨーガ療法研究所　用賀太郎

1.　はじめに

　慢性閉塞性肺疾患(COPD)とは、気道に炎症や閉塞が起こり、呼吸機能が徐々に低下する病気である。かつては、慢性気管支炎、及び肺気腫と別々の病気として扱われていたが、気道における空気の流れが制限される点で共通するため、現在では1つの疾患として扱われるようになった。その症状であるが、慢性的な咳や痰が続き、次第に息苦しさを自覚するようになる。ゆっくりと進行するため、異常を感じて受診したときには、重症化しているケースが多い。原因として、老化や喫煙、大気汚染などが挙げられる。最大の危険因子は喫煙で、患者の90%が喫煙者と言われる。治療の大前提となるのは禁煙であり、呼吸リハビリテーションも行われる。本例は肺気腫と診断され、禁煙を勧められたものの、うまくいかず呼吸法を中心としたヨーガ療法を用いてのアプローチを試みたものである。

2.　症　例

実習者　65歳　男性 168cm 68kg　　無職

主　訴　息切れ、不眠、疲労、常習喫煙

家族歴　父：(40歳)脳梗塞にて死去　　母：(35歳)産後死去

診断名　X年2月(65歳)肺気腫　A病院内科B医師により診断された。

既往歴　(30歳)胃潰瘍、(61歳)メニエール病

現病歴　X−3年(62歳)ごろより農作業をしても長続きせず、慢性的な疲労を感じていた。1日36本前後と喫煙量の多さに、家族から何度も注意される毎日であった。顔色も悪く、実年齢より10歳以上年長に見られることもあり、気にしていた。肺気腫と診断され、禁煙に取り組んだものの、喫煙量を減少させることはできなかった。同時期に妻も肺の病気が疑われ受動喫煙の影響を言われた。X年4月(65歳)、ヨーガ療法士の友人より呼吸法や調気法を勧められ、効果を実感したので、その後も本格的にヨーガ療法実習

に取り組むようになった。

生育・生活歴　幼くして両親と死別し、6歳から妹と叔母に育てられる。19歳で造船所に就職し家を出る。31歳で職場結婚し、その後、2児の父となる。喫煙歴は19歳から約46年間。職場にて頭を強打する事故に遭った。その後、地元に戻り、建設業に就いた。X－10年（55歳）に退職。現在、妻、長女、妹と同居。

ヨーガ療法歴／主訴・症状変化　X年2月から7月まで10回、自宅で20分〜60分指導。初回ヨーガ療法アセスメント（YTA）では主訴の開示と、心理テストSTAI計測（状態不安41：高い、特性不安33：普通）により、不安感が強く動くことへの苦手意識の元となっていることを見立て、スピリチュアリティー・ヨーガ療法アセスメント半構造化面接の手引き（SSIM-AS）でA執着心の制御力得点が1/5点と低く、これらが主訴発現の一因と見立てた。そこで自身の執着心を客観視するためにヨーガ療法インストラクション（YTI）として、負担の少ない座位、仰臥位にて有音でのブリージング・エクササイズ、スークシュマ・ヴィヤーマ、呼吸法など20分指導した。初回症状変化（CCC）は右肩痛がやや軽減する。実習前後呼吸数は14回/分→12回/分に低下、収縮期血圧は122mmHg→136mmHg（＋14）上昇、心拍数は63回/分→59回/分に低下。本実習者より（CCC）として呼吸が楽に感じ毎日実習したいと意欲的な姿勢が見られた。翌日から毎日15分自主的に実習する。その結果（CCC）としてX年5月の言語によるヨーガ療法ダルシャナから老化に対する将来の不安を見立て（YTA）、YTIとして肉体強化が期待できるアイソメトリック負荷でのアーサナ実習を加え指導。症状の変化（CCC）ではX年6月頃から家事を手伝って身体活動量が増え、階段を上るなど労作時に息苦しさはあるが、回復が早くなり、体力向上がうかがえる。老人会の交通安全ボランティアに参加するなど、社会活動が増加した。最終時X年7月STAI計測は初回と最終時を比較し状態不安41→26点、特性不安33→29点へと不安が低下する。主訴の息切れ、不眠、疲労も大幅に改善されて、喫煙量が大幅に減少した。X年8月（65歳）現在、タバコは1本も口にせず、これを受けてSSIM-ASでA執着心の制御力得点が1→4/5点高まったとYTAでき

た。家族からも喜ばれ、安定した毎日を過ごしている。

本人の語りに基づく現状報告　息切れと疲れやすさに加え、顔色も悪くなり、X－3年（62歳）に70歳以上に見えると言われ、さすがに気になりました。病院で肺のCT検査をして肺気腫と診断され、禁煙を勧められ、市販の禁煙グッズなどを試しましたが効果がなく、不眠の症状も出てきました。ヨーガ療法をすすめられ、呼吸法や調気法に取り組むと、頭の霧が晴れたような感じがし、脳のリフレッシュができたように感じました。本格的にヨーガ療法に取り組み始めると息苦しさもなくなり、よく眠れるようになりました。不思議なことに、あれほど吸っていたタバコを吸いたくなくなりました。顔色もよくなり、禁煙したことで家族からも喜ばれ、ヨーガを始めてよかったと思います。

3. 考　察

　これまで本実習者は、自らの身体や健康に対する意識が薄く、呼吸についても無自覚であった。そのため、長年にわたる喫煙が病気のリスクを高めたと考えられる。呼吸法に取り組むことで、今までできなかった「息を十分に吐く」ことができるようになり、顔色もよくなった。このことから、肺の正常な部分の機能をうまく活用できるようになったと考えられる。また、呼吸法を実習することで、息苦しさからの解放を感じ、ストレス・コントロールもできるようになり、禁煙にも成功した。深い呼吸を実習していく過程で、身体への関心、健康への意識を高めることができたと考える。これらのことから、ヨーガ療法が、本実習者が本来もっている快活さや調和の心、自分自身を取り戻させ、生活の質の向上に寄与することができたと考えられる。

第3章
意思鞘における
ヨーガ療法アセスメント(YTA)と
ヨーガ療法インストラクション(YTI)

1) ヨーガ療法から見た意思鞘での発病理論

　五知覚器官、五運動器官による情報収集能力の善し悪しと、それらの情報を理智との間で授受する能力の善し悪しが、生気鞘と食物鞘での疾患を発症させる。これら10種の感覚器官の働きが暴走するのも、人間馬車説による御者役の理智／ブッディの制御力がないがために、10種の感覚器官の働きが制御されず、飼い慣らされた馬たちのようにならないままに、暴走を始めるのが意思鞘の病理である。意思(マナス)という内的心理器官(アンタッカラナ)は、"人間馬車説"における手綱である。以下にそのアセスメント／見立ての仕方を書いておく。極めて専門的な見立て法なので、詳しくは一般社団法人日本ヨーガ療法学会にお問い合わせいただきたい。

2) 意思鞘におけるヨーガ療法アセスメント(YTA)のためのチェックリスト

　ヨーガ療法士は、西洋医学的な肉体上の各種機能不全を生徒／クライアントの訴えを基にしてアセスメント／見立てをした後で、生徒／クライアントの知覚器官(ジュナーナ・インドリヤ)と運動器官(カルマ・インドリヤ)に関する以下のアセスメント／見立てを、諸感覚器官制御能力ヨーガ療法アセスメント半構造化面接の手引き(SSIM-AI)を使って行う。理学療法士のような専門教育

を受けていない認定ヨーガ療法士ではあるが、ヨーガ療法を実習する際に必要な身体能力を、一般の常識的な程度において見立てながら指導しないと、種々の有害事象を併発する恐れがある。以下に、その見立ての一部を簡単に解説する。初回指導時のインテーク面接時には、ヨーガ指導者は、常識的な範囲においてでも、こうした身体能力を見立てる努力を払う必要がある。

1：諸知覚器官の働きをアセスメント

諸知覚器官(味覚・視覚・聴覚・触覚・嗅覚)の働き方をアセスメントする。

2：諸運動器官の働きをアセスメント

諸運動器官／腕・脚・生殖・排泄・発語の各器官の働き方をアセスメントする。
- アーサナ等で腕や脚の動きを意識化する力の有無を、アーサナ指導や調気法指導を通してアセスメントする。
- 生殖器や排泄器官の働きを客観視する力の有無を、ヨーガ療法ダルシャナ(YTD)でアセスメントする。
- 発語せんとする言葉を意識化できる能力を、ヨーガ療法ダルシャナ(YTD)でアセスメントする。

以上のヨーガ療法アセスメント(YTA)には、"諸感覚器官・制御能力ヨーガ療法アセスメント半構造化面接の手引き(SSIM-AI)"という質問用紙が使われる。本書ではその名前だけ紹介しておく。一般社団法人日本ヨーガ療法学会認定のヨーガ療法士たちは、こうしたアセスメント法を駆使する教育も受けているのである。

その成立年代が紀元前1000年頃とも言われ、"人間馬車説"が記されている智慧の奥義書である古ウパニシャッド聖典中のカタ・ウパニシャッドの記述は、すでに紹介した。本項の見立てに活用できる内容が記述されているので、再度、ここに記しておきたい。

参考資料5：カタ・ウパニシャッド3章より引用

3節：真我(アートマン)を車中の主人と知れ。身体(シャリーラ)は車輌、理智
　　　(ブッディ)は御者、意思(マナス)は手綱と知れ。

4節：諸感覚器官は馬たちであり、感覚器官の対象物が道である。真我と感覚
　　　器官と意思が1つとなったものを、賢者は享受者(ボークタ)と呼ぶ。

5節：もしも、その者の意思(手綱)が常に落ち着きがなく、正しい判断力によって
　　　制御されていないと、その者の諸感覚器官は、駻馬の御者に対するがごとく
　　　に、統制できなくなる。

6節：しかし、その者の意思が常に落ち着いており、(理智の)正しい判断力によっ
　　　て制御されていれば、その者の諸感覚器官は、良馬の御者に対するがごとく
　　　に、統制できるようになる。

7節：さらに、その者が正しい判断力をもち合わせず、意思の働き(手綱)が制御
　　　されておらず、常に不浄であるならば、決して至上の境地に到達しえず、輪廻
　　　転生(サンサーラ)に陥る。

8節：しかし、その者が正しい判断力をもち、常に清浄にして、意思の働きが制御
　　　されていれば、まさしくその至上の境地に到達し、そこから再生することはな
　　　いのだ。

9節：正しい判断力を御者とし、よく制御された意思を手綱とした者は、輪廻の旅
　　　の果てにある、万所に遍在する真我たるヴィシュヌ神の至高の境地に達する
　　　のだ。

10節：諸感覚器官よりも、その対象物は優っており、感覚の対象物より意思は
　　　優り、意思より理智は優っており、理智より偉大なる真我は優っている。

11節：大(マハット)より未顕現(アヴィヤクタ・根本自性)は優っており、未顕現
　　　より神我(プルシャ)は優っており、この神我より優れるものはない。神我が、
　　　究極なる(パラー)目的地(ガティ)である。

12節：万生の内に秘れる真我は自らを顕さず、ただ、鋭く精妙なる理智を有する
　　　観想者のみによって、見いだされるのだ。

解説　歴史的に見れば、ヨーガ・スートラ成立は紀元前300年頃と言われ、このカタ・ウパニシャッド成立は紀元前1000年頃とも言われている。従って、ヨーガ・スートラの説く心身自制法の理論的背景はこうしたカタ・ウパニシャッドなど古ウパニシャッド聖典に求められる。本参考資料はすでに「第Ⅰ部 背景理論編　第2章 人間構造論と機能論」で解説しているので、21ページを再読していただきたい。いずれにしても、理智が意思を制御する生活習慣こそ賢い生き方であることは数千年前から知られていることであり、まさに現代ストレス社会にあってはその智慧が求められているのである。こうした社会的ニーズに応えてヨーガ療法士は、古来の智慧を具体的に教授するヨーガ療法指導という社会支援に活躍している。ストレス疾患にお悩みの人が読者にいれば、一般社団法人日本ヨーガ療法学会事務局にお問い合わせいただきたい。最寄りのヨーガ教室を開いている学会認定ヨーガ療法士を紹介する。

3）意思鞘におけるヨーガ療法インストラクション（YTI）／指導理論

　内的心理器官たる"理智／ブッディ"の働きで10種類ある各感覚器官の働きを客観視することが、意思鞘におけるヨーガ療法インストラクション（YTI）理論となっている。であるから、意思鞘におけるヨーガ療法インストラクション（YTI）の目的は、身体外に向く"意思（マナス／手綱）"と10種の感覚器官の働きを身体内部向きに引き戻すことにある。基礎的な修行は具体的には、各種調気法／プラーナーヤーマ、各種制感法／プラティヤーハーラ、各種精神集中法／ダーラナである。他の瞑想指導（ラージャ・ヨーガ瞑想／ヴェーダ瞑想）技法も制感行法として活用可能である。ヨーガ療法ダルシャナ（YTD）／理智教育、4大ヨーガ理論教育の学習も大切である。以上の心身相関行法指導による心理的アプローチ／心身両面の自制の体得を可能にさせる各種技法が、この意思鞘の実習法となっているので、学会認定ヨーガ療法士から直接に指

導してもらっていただきたい。

　それでは以下に参考資料として、西洋医学における生理学に該当する、"ヨーガ療法機能論"となる記述のいくつかを紹介したい。こうした理論的背景をもって、認定ヨーガ療法士たちは意思／マナスの自己コントロール法を教授している。

参考資料6：パタンジャリ大師著　ヨーガ・スートラ
第2章記述の制感技法

50節：調気法は、外(バーヤ)への作用と、内(アビヤンタラ)への作用、停止(スタンバ)の作用とからなり、場所と時間と数によって、長く微妙に調整される。

解説　ヨーガの調気法の場合、"外に吐く呼気"と"内に吸う吸気"と"息止め"の3種の呼吸を自在に調整して百種類を超える技法が、伝統的ヨーガのなかで伝承されてきている。私もそうした伝統的ヨーガの調気法のすべてを1970〜80年代、ヒマラヤ山中で師匠から直接に伝授していただいた。こうした伝統的ヨーガの調気法は、そのままでは一般人に向けて指導することは不可能である。それは本来、不随意に自動的に自律神経系で制御されている人間の呼吸作用を恣意的に、随意に変えてしまうわけであり、そのためにすでに自律神経に不調が出ている各種疾患罹患者に、どのような調気法をどのように指導したらよいかということを、予測しないままに指導するわけにはいかないからである。それは丁度、薬効がわからないままに、そこにある薬物を適当に患者に与えてしまう医師のようなものである。そうした医師はいないであろうが、しかし、一部のヨーガ指導者の場合は、ある調気法の医学・心理学的な効果を知らないままに、闇雲に調気法を教授している。しかも、既述したように、初回指導時に生徒／クライアントの見立てもしていない指導であるならば、さらに危険です。また、指導後の生徒／クライアントに生じてくる症状変化も考慮していないとしたら、これほど危険なヨーガ指導はないと言える。特に、止息をさせるクンバカ行法の場合は、これまでに医学・生理学的観点からも、疾患罹患者に対する効果の研究は、ほとんど行われていない。この事実を踏まえて、ヨーガ療

法士は有害事象発生の危険を回避するヨーガ療法指導を心がけているのである。

51節：外（バーヤ）と内（アビヤンタラ）の範囲（ヴィサヤ）を超えるのが、第4の調気法である。

（解説）　この伝統的ヨーガ調気法においては、何事においてもそうであるように、呼吸を意識して実習しているうちに、私たちの意識はその意識化範囲を超えて、無心さの意識状態に入る。そのときにヨーガ行者の意識は内心に宿る純粋意識と合一できると、ヨーガ・スートラの著者パタンジャリ大師は言う。私たちの場合、調気法におけるこうした心理変化をヨーガ療法指導に活用し、過剰適応の意識状態に陥っている心身症罹患者をはじめ、幻聴・幻覚に惑わされる統合失調症罹患者にもこれら伝統的ヨーガの調気法をその症状に合わせてアレンジして指導し、奏功を得てきている。薬物中毒者や他の依存症患者さんたちにも、こうした理論をバックにして指導の効果を上げている。その症例報告に関しては一般社団法人日本ヨーガ療法学会発行の研究総合抄録集を参照していただきたい。

33節：邪念（ヴィタルカ）に心が妨げられるときは、それに対抗する手段（プラティパクシャ）を念想し続ければよい。

（解説）　内的心理器官の1つである"理智／ブッディ"の働きとは、人間馬車説における手綱である"意思／マナス"を通して、外界の事物を5知覚器官（味覚・聴覚等の五感）と5運動器官（授受・移動・生殖器・排泄器官・発語器管）が感覚として捉えた情報を受け取り、それら多種の情報を認知し、判断し、予測を立てて、決断をくだし、行動指令を意思に送り返す心理作業である。その理智の指令を受けて知覚・運動器官が動きだす。以上は伝統的ヨーガが考えてきた外界からの諸情報処理システムであるが、さらに伝統的ヨーガでは、記憶の倉庫たる心素（チッタ）からの記憶情報が繰り返しこの理智に送られてくるときの、各種記憶情報処理に関しても考慮されている。こうした心身内外からの諸情報のなかにあり、心身に害悪を及ぼし、対社会においても調

和を乱す思いを本節では“邪念”と呼んでいる。これを克服する1つの手段として、理智が有する心理作用のなかで、“邪念に対抗する想念”を記憶の倉庫たる心素(チッタ)から引き出し続けて、この邪念を中和する“理智教育を自分で自分に行え”と、ヨーガ・スートラは説いている。他方、ヨーガ療法においては生徒／クライアントのこうした邪念克服能力の有無を見立てた上で、ヨーガ療法各種技法を選んで指導することが、生活習慣病予防にもつながると考えている。

52節：これによって、光(プラカーシャ)を覆うものが消滅する。

解説　本節にある“光を覆うもの”とはいわゆる“無明／無智”であり、光とは“明知／智慧”のことである。これまでに紹介した人間五蔵説でも人間馬車説でも、その人間構造の基底には“生命原理そのものの真我”が宿っており、この真我から生命力だけでなく、あらゆる智慧と歓喜がわき上がってくるというのが伝統的ヨーガの考え方である。こうした智慧の源が私たちの根本構造に内蔵されているということは、他の誰も知り得ない智慧の閃きを得たと、その体験を語るノーベル賞受賞者の言を待つまでもない。私たちが日常的にも教えられる“気づき／閃き”が、内心のどこからか、わき出てくるといった経験は、誰しももっているはずである。ヨーガの調気法でも、こうした智慧の閃きが得られることを本節が言及しており、この原理はヨーガ療法指導においても活用できるのである。

53節：また、意思(マナス)が凝念(ダーラナ)に適するようになる。

解説　智慧の閃きとまで行かなくとも、本来不随意の呼吸作用を随意にコントロールする調気法であるから、強く意識して実習しなければならない。これは調気法自体が、実習者の意識を“その調気の技法に基づく呼吸”という1つのことに精神を集中させる“凝念”の修行になっているのである。だからこそ、この調気法は、“過剰適応性格”とも呼ばれて外界の現象に意識を引きずられ続ける心身症罹患者たちに、的確な自己制御／ストレス・マネージメント法を教育できる理智教育になっているのである。

54節：諸感覚器官がそれぞれの対象に結びつかず、あたかも心素(チッタ)自体に似たもののごとくになるのが、制感(プラティヤーハーラ)である。

解説　かくしてヨーガの調気法を無心に実習できるようになると、その実習者の意識は内奥の最後の鞘である歓喜鞘に行き着く。そのときには肉体の鞘から理智の鞘までを意識する作用はなくなり、最も内奥の歓喜鞘にまで実習者の意識が深まるというわけである。このとき、記憶の倉庫でもある内的心理器官の1つである心素(チッタ)の心理作用に、実習者の意識が同化する。このときにあってはもはや、外界からの情報を伝えてくる10種の感覚器官の働きは完全に遮断されてしまい、これが制感の完成状態となる。この意識状況を本節は解説しているのである。

55節：これによって、諸感覚器官に対する最高の支配が生ずる。

解説　以上50〜55節までの記述では、私たちの呼吸を調整することが、感覚制御につながり、意識を1つことに集中させ続ける凝念(ダーラナ)の力がつくとも言っている。

　確かに、本来は不随意に行われている呼吸作用を随意に制御するヨーガの調気法は、その随意制御の訓練に集中し続ける繰り返しの修練が、他の感覚諸器官からの苦楽に関する諸情報を客観視して取捨選択できる能力の涵養にもなることは、実際の調気法実習体験があればわかることである。こうしたヨーガの調気法を内的心理器官である"意思"と"理智"の働きをコントロールする力の涵養法として活用するのが、ヨーガ療法指導なのである。見立てと指導理論を基にして、ヨーガ療法士たちは各種依存症患者さんへの指導も、精神科病院等で西洋医学専門家に協力しながら共に行なっている。伝統的ヨーガとアーユルヴェーダの教えにあっても、私たち人間存在を狂わせるのが10種の感覚器官であると言われている。また、現代の各種ストレス疾患にあっても、これらの感覚器官の変調が、引いては食物鞘の多くの内臓の機能を狂わせ、また内分泌系・免疫系の機能も狂わせていることは、心身医学の研究からも明らかにされている。

　こうした意思鞘機能を調整するヨーガ療法の調気法の効果は大きなものが

あるが、しかし、実習法を過つとその有害事象発生の危険も避けられない。私の永年の指導体験のなかでも、私からの調気法実習回数等を守らなかったために、月単位や年単位で体調を崩して家庭生活がままならなくなったケースがいくつも発生している。そこで実習については、一般社団法人日本ヨーガ療法学会認定ヨーガ療法士の指導を必ず受けていただきたい。

4) 意思鞘における有害事象・発生防止心得

　10種の感覚器官の制御は嗜好に関係することなので、実習者にはゆっくりと時間をかけて"たしなみ"の改善を行なっていただく。特に知覚器官や運動器官の場合、食欲や性欲や物欲に関係する嗜好になるので、性急に価値観の変容を急がないことが大切である。

5）意思鞘における実習と症状変化（CCC）／生理学的変化

1：瞑想は大脳神経を太くする

Neuroreport. 2005 November 28; 16（17）: 1893-1897　Meditation experience is associated with increased cortical thickness: Sara w. lazar, et al. の論文をわかりやすく以下にまとめてみたい。この論文では20名の瞑想熟練者の大脳の厚みをMRIで計測している。対照者として瞑想実習していない群の人たちに比べても、注意・内受容・感覚を司る前頭前野や右前島／right anterior insulaが、瞑想群は厚かったということがわかった。老齢者の場合は、両者の差が大きかったのであるが、瞑想は老化に伴う前頭前野の縮小を相殺すると思われる、とされている。

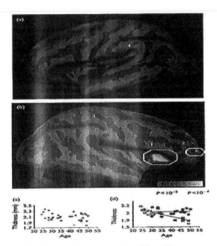

Fig. 1.
Cortical regions thicker in meditators than in controls. (a and b) Statistical map depicting between-group differences in thickness at each point on the cortical surface overlaid on the inflated average brain. All points meeting a $P < 0.01$ threshold (uncorrected) are displayed to better illustrate the anatomic extent of the areas and the relative specificity of the findings. Numbered regions: (1) insula, (2) Brodmann area (BA) 9/10, (3) somatosensory cortex, (4) auditory cortex. (c and d) Scatter plot of mean cortical thickness of each participant in the subregion above threshold within each circled region of (c) insula and (d) BA 9/10, plotted versus age. Mediation participants: blue circles; control participants: red squares.

図8　瞑想で太くなった大脳神経

2：瞑想や祈りは遺伝子の活性化パターンを変化させる

　オンライン医学誌『PLOS ONE』2008年7月2日号に発表された、以下の論文がある。研究共著者の米ハーバード大学医学部（ボストン）准教授のHerbert Benson博士によれば、同氏らは以前に、リラクセーション反応を起こすことが、疼痛や不妊、関節リウマチ(RA)、不眠が原因の多数の疾患に有効であるとしていた。本研究では、リラクセーション訓練の長期実習者19人、健常者19人（対照群）、8週間の訓練を受けた初心者20人を対象に、遺伝子発現パターンを比較した。その結果、長期実習者では対照群と比べ2,200超の遺伝子が、また初心者では長期実習者と比べ1,561の遺伝子が、異なる発現の仕方をしていた。発現の仕方が異なる遺伝子のうち433遺伝子は、初心者と長期実習者で共通していた。つまり、ヨーガのリラクセーション技法の実習は、遺伝子のONとOFFという発現を変える遺伝子操作になっているということである。こうして呼吸法や瞑想といったヨーガ技法は、古来、心身相関の癒やしを与えてくれるといったアーユルヴェーダの主張が、遺伝子レベルで確認される時代になっていると言えるのである。

3：瞑想と前立腺がん：伝統的な統合的心身相関介入法

　瞑想はストレス起因の障害を阻止することがわかっているが、Kave Hames Coker, Medical Social Worker, 1999 by W.B. Saunders Companyの論文では、それに加えて、乳がんと前立腺がんに関係するメラトニン分泌にも影響を与えるとされている。脳内にある松果体に関係するメラトニン分泌が瞑想に関係しているとされるからである。人間には「睡眠ホルモン」と呼ばれるメラトニンが分泌されていて、深夜1～2時に分泌量がピークに達する。しかし、夜型の人でその時間に光を浴びていると、夜更かし→メラトニンの不足→エストロゲンの増加→乳がん発症の危険となるという考えもあるほどである。人はやはり、自然な時間に従って"早寝早起き"といった生活習慣をもつべきと言える。

6) 意思鞘関連事例

　それでは以下に、10種の感覚器官からの情報授受に関与する意思鞘関連の症例報告数種を、1つにまとめた創作事例を紹介する。ヨーガ療法が臨床の場面で指導される実際を知っていただくためである。本症例は、教育教材用に典型的な数症例を脚色して創作されたものである。

**創作事例3：パニック障害と抑うつ状態を呈するクライアントへの
　　　　　　　ヨーガ療法指導報告**

ヨーガ療法研究所　用賀太郎

1.　はじめに

　パニック障害とは不安障害のなかの1つであり、激しい苦悶感、動悸、胸痛、窒息感、発汗、振戦(しんせん)などの身体症状が突発的に生じ、「死ぬのではないか」などという恐怖をともなう「神経症性障害、ストレス関連障害および身体表現性障害」である。発作に対する恐れ(予期不安)から、発作が起きた場所や状況を避ける広場恐怖につながり、生活が制限されることもある。一般的にうつ病を併発すると症状が慢性化してしまう。本症例は、本症状に苦しむ女性へのヨーガ療法指導報告である。

2.　症　例

実習者　43歳　女性 160cm 55kg　会社事務職

主　訴　動悸と息苦しさによる不安感、易疲労(いひろう)、不眠、腰痛、肩こり、服薬依存
　　　　への不安

家族歴　父(62歳)高血圧症　母(58歳)腰痛

診断名　X－3年5月(40歳)、A病院心療内科B医師にてパニック障害と
　　　　診断。同年6月、C心療内科クリニック(以下、Cクリニック)D医師にて
　　　　パニック障害および抑うつ状態と診断。

既往歴　特記なし

生育・生活歴　原家族は、父母と3つ下の妹の4人家族。父は優しいが自分勝手な性格で、しつけに厳しく几帳面な母と夫婦喧嘩が絶えなかった。妹とは子どもの頃から仲がよい。17歳：家族で自分だけが肥っていて友人が痩せていたことから意図的に吐き下剤を週1回飲んでいたが、高校卒業後の対人関係の変化によって休止。18歳：高校卒業し就職、職場の人間関係は良好。31歳：結婚し実家から独立。33歳：夫がパニック障害とうつ病を併発。35歳：腰痛により度々整体院を受診。39歳：夫を突然死で亡くす。40歳：パニック障害を発症し抑うつ状態に陥る。43歳：仕事は休まないものの易疲労感が強く休日は寝て過ごすことが多い。

現病歴　腰痛がX−8年（35歳）より悪化傾向。X−3年5月（40歳）に職場でパニック発作に襲われる。A病院B医師によりパニック障害と診断される。入床時に上半身の筋緊張が強く肩こりを感じるようになり、入眠困難な状態となる。予期不安が強く、服薬せずに出勤することが非常に怖い。B医師の高圧的な態度に精神的ストレスを感じ、同年5月Cクリニックを受診、D医師にパニック障害と抑うつ状態と診断される。同年9月E医師に主治医が変わる。初診時、薬物療法と心理カウンセリングが処方されていたが、X年9月の本ヨーガ療法実習時においては、心理カウンセリングなし。Cクリニックにてヨーガ療法を個別で実習できることから3ヶ月間の実習に自らの意志で参加した。

ヨーガ療法歴／主訴・症状変化　X年9月（43歳）、週1回、約60分を指導。X年9月のヨーガ療法実習開始時のインテーク面接で、病名と夫の突然死以降の動悸と息苦しさによる不安感、易疲労の開示があり、ヨーガ・スートラ乱心ヨーガ療法アセスメント半構造化面接の手引き（SSIM-YSSMA）で、配偶者との離別で、⑧ 新たな境地を見いだせない、の得点が5/5点と高く、さらに生育過程での記憶に関するバガヴァッド・ギーター行為カヨーガ療法アセスメント半構造化の手引き（SSIM-BGAK）のA二極対立平等感得点は2/5点と低く、以上の理智鞘の不全が歓喜鞘の不全を生じさせて、主訴を発現させていると見立てられたので、心身状態客観視の力をつけるヨーガ療法インストラクション（YTI）としてブリージングEXと

スークシュマ・ヴィヤヤーマ指導から開始した。同年10月、ヨーガ療法ダルシャナ（YTD）で、周りのことに囚（とら）われすぎ、その結果としてパニック発作を引き起こすとヨーガ療法アセスメント（YTA）できた。そのため、自分自身に意識を集中できるよう、YTIとしてさらに、アイソメトリック・スークシュマ・ヴィヤヤーマを指導した。同年11月、ヨーガクラス前後のヨーガ療法ダルシャナ（YTD）によってさらに自己開示するようになり、健やかな症状変化（CCC）が確認されたので、上記両鞘の不調が改善してきているのが確認されたとYTAでき、SSIM-YSSMA ⑧ 新たな境地を見いだせない、の得点が5→3/5点に低下し、SSIM-BGAKのAの得点も2→3/5点に上がったとYTAした。そこでさらに、YTIとして引き続きブリージングEXとスークシュマ・ヴィヤヤーマの諸技法を指導すると共に、両技法にアイソメトリック負荷を加える技法もさらに加えるようにした。X年12月YTIとして調気法も加えて指導し、特に自宅での入床時に筋弛緩と呼吸を調えることを提案して実習してもらった結果、同月のCCCとして肩こりと入眠困難が減少したと言う。同時に服薬なしで睡眠が可能となり易疲労感も低減した。さらに同月のCCCとして起床時も仰臥位のアーサナを行うことで腰痛が緩和したと言う。以上を踏まえてSSIM-YSSMA ⑧ 新たな境地を見いだせない、の得点が3→2/5点に低下し、SSIM-BGAKのA二極対立平等感得点が3→4/5点に上がったのをYTAして、食物鞘次元の不調をはじめ、生気・意思・理智鞘の不調も改善傾向にあると見立てた。また、ヨーガ療法実習後に認知への気づきを促す目的でYTIとしてヴェーダ瞑想指導とヨーガ療法ダルシャナ（YTD）法を加えた。CCCとして、初回と最終回のみ、本実習者が体感する心身の状態変化を客観的に示すための指標として、実習前後に、POMSを用い、検査後に結果を本実習者へフィードバックし、ネガティブな要素が大幅に減少しているのを確認してもらった。最終的には減薬でき、服薬依存も克服でき、歓喜鞘次元の健康度も促進したとYTAできた。

本人の語りに基づく現状報告　今まで気づかなかった肉体の感覚を知りました。徐々に肉体に自信がもてるようになりました。休日の午前中にヨーガ療法をするようになってから、午後は友人と会ったり用事を済ませたりと、望んでいた休日を過ごせるようになりました。薬に依存するのが怖かったので、減薬

に成功したことは何より嬉しいです。最近(X年11月)は、まだ若いし、再婚について母や妹と話すようになりました。

3. 考　察

　本実習者は、20代で配偶者の突然死という大きなライフイベントを経験したうえ、夫と同じ疾病に罹患したことで服薬による死への恐怖があったようだ。描いていた未来に対しての絶望感や罪悪感(夫をもっと支えたかった、原家族に心配させているなどの思い)を語っていた。その後、自らの行動で肉体や気持ち、環境が変化できることに気づいていった様子がうかがえ、将来への希望を語る本実習者の姿から心的変容が生じていることが理解された。元来、内省力や自己表現力はあるが、ヨーガ療法によるセルフモニタリングにより、肉体や心に対する自らの気づきから自信がもてるようになり、結果、自己受容を深化させ予期不安の減少から減薬に成功したと考えられる。

創作事例4：交通事故による中心性頸髄損傷に対する
　　　　　ヨーガ療法指導報告

ヨーガ療法研究所　用賀太郎

1．はじめに

　中心性頸髄損傷は脊髄中心部の損傷で、頸髄横断面で上肢に行く神経線維が中心寄りに下肢に行く神経線維が外寄りに存在しているため、下肢よりも上肢の症状が重い。本症例では交通事故によりこの損傷を受けた男性に対してヨーガ療法指導を行なった経過を報告する。

2．症例

実習者　50歳　男性 160㎝ 80kg　会社員

主　訴　両手の上腕から指先にかけての痺れと痛み。左手指の動作不良。
　　　　右手握力の低下。胸椎骨折による背中の痛み

家族歴　特記事項なし

診断名　X年7月（50歳）A病院外科にて中心性頸髄損傷と診断　同年8
　　　　月転院先B病院外科で胸椎骨折が判明。

既往歴　特記事項なし

生育・生活歴　現在の家族構成：妻と2人暮らし。原家族は父、母、本実習
　　　　者の3人家族。小学校～高校～大学までバスケットボール、社会人では趣
　　　　味のゴルフで身体を動かす。

現病歴　自転車通勤時に、対自動車との交通事故で頭部から落下、救急車で
　　　　搬送されA病院にて中心性頸髄損傷と診断される。全身の痛み、両腕の
　　　　痛みと痺れと麻痺。シーツが触れるだけで激痛。身体を起こすことができ
　　　　ない。頸椎固定用装具装着で1週間絶対安静。1週間後リハビリ開始。
　　　　背中じゅうの痛みで眠れない。2週間後にB病院に転院。歩行器使用。
　　　　プレガバリン75mg日2回服用。3週間後に歩行器解除。頸椎固定装
　　　　具は装着のまま。背中の痛みが続き胸部CT検査し胸椎骨折がわかる。4
　　　　週間後リハビリで右手が少し動かせるようになるが、左肩から腕、背中の痛
　　　　みは引かず眠れない。左手に力が入らない。知人の紹介で、痛みの軽減

としびれの改善と気持ちを落ち着かせるためにヨーガ療法指導を受けてみることとなる。

ヨーガ療法歴／主訴・症状の変化　X年8月（50歳）から週2回、約60分。受傷後4週間近く経過し、胸部CT検査で胸椎骨折（T3, T4）が見つかるが、リハビリでは全身運動が行われていたためヨーガ療法指導は可能とヨーガ療法アセスメント（YTA）し、ヨーガ療法インストラクション（YTI）として食物鞘および意思鞘の緊張を取り除き、神経系と精神的に落ち着きを戻すことを目的に指導を開始することにした。ヨーガ療法指導開始時の諸感覚器官・制御能力ヨーガ療法アセスメント半構造化面接の手引き（SSIM-AI）で、交通事故による損傷で、⑥ 手と ⑦ 足の制御能力が各1/5点と低い不具合が起き、知覚器官／ジュナーナ・インドリヤ制御能力 ③ 触覚の制御能力が1/5点と低いことで混乱が生じ、それがさらに理智鞘に心の不安定さが生じて、主訴を発現させているとYTAした。YTIとしては、リハビリ治療に支障を及ぼさないように、胸椎骨折を考慮し調気法を中心とした指導より開始。同年同月、発声するアウンの音は頭部のみ響く。同年同月、胸部より下には全く響かない。食物鞘に強い緊張が起きているとYTAした。同年同月、相変わらずアウンの音は胸より上には響くが胸より下へは全く響かない。同年同月、症状変化（CCC）は、痛みが緩和し夜眠れるようになり痛みを訴える言葉が減ってきた。そこでYTIとして、ヨーガ療法ダルシャナ（YTD）法とアイソメトリック・ブリージング・エクササイズ技法の負荷なしを指導した。身体を丁寧に動かすこと、自らの感覚をとらえること、気持ちや身体が和らぐことの大切さに気づいたとの言を得たので、食物鞘次元だけでなく、意思鞘、理智鞘を整えようとするよい兆しがうかがえると見立てた。同年同月のCCCは痛みの軽減。身体の状態や感覚をみながら丁寧に負荷や難度を考えてリハビリを行うと、身体も腕や手も調子がいいと語り、理智鞘における自覚が、食物鞘と意思鞘によい作用を及ぼし始めたとYTAした。アウンの音が腰あたりまで響くようになる。同年9月のCCCは痛みが緩和、左肩下と左手の親指と人差し指だけ痛み違和感が残る。食物鞘、生気鞘、意思鞘、理智鞘がよい調整を取り始めたとYTAし、YTIとしてアイソメトリック・ブリージング・エクササイズで半分以下の負荷を追加。アウンの音が全

身に響くようになる。同年9月のCCCはさらに痛み緩和。左手の親指と人差し指に若干の違和感は残るも、リハビリを行なった午後になるとだいぶ動くようになる。YTAとしては、身体の過緊張が薄らぎ、だいぶ落ち着きも感じられる。アウンの音がさらに全身へ響く。リハビリ療養中だったこともあり、毎回実習の前後に、バイタル（血圧、心拍数）を計測し、チェックした。毎回、いずれの値も減少したので、SSIM-AIの手と足の制御能力が各1→3/5点と高まり、触覚の制御能力も3/5点と高まり、スムースにヨーガ療法指導が行われているとYTAした。

本人の語りに基づく現状報告　ヨーガ療法を行なって、身体が緊張していること、そしてその緊張が外せない状態であったことがわかりました。意識をして呼吸を整えて、初めて少し力が抜けるようになり、脱力の大切さがわかってきました。リハビリもただ必死に行なっていましたが、動作を丁寧に、負荷も考えて行うようにしたいと思います。

3. 考察

　本実習者が自ら身体の緊張に気づき、脱力が痛みや身体の動きや精神的作用にとても深く関係し、大切であると実感してもらえたこと、リハビリテーションにおいて身体の感覚や身体の動かし方を工夫するに至ったことは大きな成果であったと思う。痛みや麻痺の緩和にもつながっていると考える。実習による変化で特徴的だったのは、痛みやしびれが徐々に緩和されていくのと同じペースで、アウンの響きが全身へ響いていったことである。今後もヨーガ療法指導により、リハビリの促進と精神面からの手助けとなるよう見守っていきたい。

第4章
理智鞘における
ヨーガ療法アセスメント(YTA)と
ヨーガ療法インストラクション(YTI)
〜顕在化している知性・感性作用と顕在化している記憶が対象〜

1) ヨーガ療法から見た理智鞘での発病理論

　肉体の臓器は心臓から始まって何種もあるが、伝統的ヨーガでは心の臓器は4種あり、その内の1つが"理智／ブッディ"である。西洋の心理学から言えば、この内的心理器官の一つである"理智／ブッディ"は、知性や感性の働きを司る心理器官です。他方、伝統的ヨーガでは、特に、外界から10頭の馬(感覚器官)を介して送られてくる各種情報を認知して判断し、予測を立てて決断して、行動の指令を出す心理器官と言われている。こうした理智の行動指令は、もう1つの内的心理器官である"意思／マナス"に送られて、5種の知覚器官(視覚・聴覚等)、5種の運動器官(腕脚等)が働き始める。

　ストレス疾患でもある心身症や生活習慣病といった病気を発病する場合、理智の認知等の諸能力に不全があると、それに連れて知覚・運動器官が不健康に働きだす。その結果は肉体にまで波及し、肉体の呼吸機能を司る視床下部が影響を受けて自律神経系の働きが阻害され、心肺機能にも障害が発生し、呼吸作用の乱れも生じるとヨーガ療法では考える。こうした認知の誤りから生じる病気は、古来アーユルヴェーダでも心理的病素(動性・暗性優位)の乱れとして知られており、その結果は現代医学的には神経症や適応障害といった精神科領域の疾患にはじまり、ストレス疾患でもある心身症等の内科疾患も発症

してくると考えられる。10種の感覚器官からの情報に対する"理智"の認知の誤りである、例えば無常なるものを常なるものと認知する錯覚や、種々のこだわり、とらわれ、不安、抑うつ感等の否定的感情反応は、伝統的ヨーガでは"無智／アヴィドゥヤー"と呼ばれている。以上のように伝統的ヨーガでは、病気の原因(病因)と病気の発生メカニズムが考えられている。さらにこの無智さには、他の内的心理器官であり記憶の倉庫でもある"心素／チッタ"からの情報に対する無智さもあるとされている。

2) 理智鞘におけるヨーガ療法アセスメント(YTA)のための チェックリスト

1：西洋の心身相関医学を元にしたチェック

　ここでは失体感・失感情言語化症・過剰適応の有無の程度を検査する。失体感症評価尺度表、失感情症評価尺度（日本語版Toronto Alexithymia Scale 20; TAS20)等の心身医学検査表を利用してアセスメントするが、こうした評価尺度は心身医学の専門家と相談の上での利用となる。

2：知性／感性機能・客観視力チェックリスト

　ヨーガ療法士は"知性／感性機能・客観視力ヨーガ療法アセスメント半構造化面接の手引き（SSIM-AISO)"を基にして、言語による半構造化面接で"理智／ブッディ"が行う、知覚・判断・予測・決断・行動指令の各機能の善し悪しをチェックする。詳しくは一般社団法人日本ヨーガ療法学会にお問い合わせいただきたい。

3：諸感覚器官の制御能力をアセスメントする

　ヨーガ療法士は"言語による諸感覚器官・制御能力ヨーガ療法アセスメント半構造化面接の手引き(SSIM-AI)"で知覚と運動器官を制御する力の程度をアセスメント／見立てることができる。詳しくは一般社団法人日本ヨーガ療法学会にお問い合わせいただきたい。

4：西洋臨床心理学的検査

　ヨーガ療法士はYG性格検査、POMS2、STAI等の各種検査表を使って、生徒／クライアントの心理状態をアセスメントする。また、スワミ・ヴィヴェーカナンダ・ヨーガ研究所／ヨーガ大学院大学が作成した"sVYASA健康自己判定表(sVYASAGHQ)"もある。詳しくは一般社団法人日本ヨーガ療法学会にお問い合わせいただきたい。

5：認知能力をアセスメントする

　ヨーガ療法士は生徒／クライアントの認知基準をアセスメントする。そのアセスメント方法は"ヨーガ・スートラ乱心ヨーガ療法アセスメント半構造化面接の手引き(SSIM-YSSMA)""ヨーガ・スートラ誤認知ヨーガ療法アセスメント半構造化面接の手引き（SSIM-YSAM）"が使われる。詳しくは一般社団法人日本ヨーガ療法学会にお問い合わせいただきたい。こうしたアセスメントの元になる記述の1つを以下に記しておく。このヨーガ・スートラは紀元前300年の頃にはまとめられていた伝統的ヨーガの根本経典である。伝統的ヨーガが人間心理を見立てる術を古より伝承し続けていることがおわかりになると思う。こうした記述は西洋医学における人間生理の理想型を示す"生理学"と同じ、人間心理の理想型を記述する"人間心理機能論"とも言えるのである。

参考資料7：ヨーガ・スートラ第1章より引用

30節：病気(アーユルヴェーダ医学の疾患／生活習慣の乱れ)、無気力、疑い、不注意、怠慢、渇望、妄想、新たな境地を見いだせぬこと、心の不安定さ、これら9つの障害が乱心の原因となる。

31節：苦悩、落胆、手足のふるえ、荒い息づかいが、乱心の兆候である。

解説　聖典ヨーガ・スートラは紀元前300年の頃に聖師パタンジャリ大師によって、その当時にヨーガ行者間に伝承されていた伝統的ヨーガの教説<ruby>を<rt>きょうせつ</rt></ruby>

編纂した聖典とされている。その教説のなかで聖師パタンジャリ大師は上記の9種の要因が乱心の原因になると記している。三昧の精神状態に達していたいと願うヨーガ行者にとって、乱心は最大の障害となる。こうした9種の乱心状態の原因を、ヨーガ行者は自らの精神を分析して探しだしては、原因の除去を図っていたのである。現代において私たちヨーガ療法士も、こうした自己分析を行なって、自分の精神状態を浄化しつつ、その浄化された意識をもって生徒／クライアントの精神状態を上記の分類法に基づいてアセスメント／見立てをするのである。

参考資料8：ヨーガ・スートラ第2章より引用

5節：無智とは有限、不浄、苦、非我のものを、無限、浄、楽、真我であると思うことである。

（解説）　聖師パタンジャリ大師によれば、"無智、自我意識、愛着、憎悪、生命欲とが煩悩である(ヨーガ・スートラ第2章3節)"と、人間の煩悩は5つあるとしている。その5つの煩悩の根本原因は、"無智(アヴィディア)とは、その他の煩悩の本源(クシェートゥラ)であり……（ヨーガ・スートラ第2章4節)"のように、無智さが苦悩の本流であると言う。この記述を受けて、上記の5節に無智とは"1. 有限を無限と思う。2. 不浄を浄と思う。3. 苦を楽と思う。4. 非我を真我と思う"という4種の認知間違いを記している。そしてさらに聖師パタンジャリ大師は"これらの障害を取り除くには、ある1つの事柄（タットゥヴァ）を対象として勤修(アビヤーサ)を行じねばならない(ヨーガ・スートラ第1章32節)"と、その解決方法も記している。

　以上のように伝統的ヨーガでは、心の乱れのアセスメント／見立てをする方法を示し、さらにその乱心の原因を説明すると共に、その解決策／治療法も書いている。こうした心理の"生理学"と"治療学"とを現代社会に生きる私たちに応用するようにしたのがヨーガ療法なのである。詳しくは一般社団法人日本

ヨーガ療法学会にお問い合わせいただきたい。

6：行為／カルマ能力をアセスメントする

　ヨーガ療法士は生徒／クライアントの行為／カルマ能力をアセスメントする。そのアセスメント方法としては、"バガヴァッド・ギーター行為力ヨーガ療法アセスメント半構造化面接の手引き（SSIM-BGAK）"が使われる。このSSIM-BGAKでは、以下のA〜Dの行為力の有無をアセスメントする。A. 二極対立の平等感の有無　B. 感覚器官の制御力の有無　C. 献心／集中力の有無　D. 有限・無限の識別力の有無である。これらのアセスメント法により、生徒／クライアントの心の働きから生じてきている生活習慣の健全・不健全を見立てて、ヨーガ療法インストラクション(YTI)の指導計画を立てるわけである。以下に、簡単にではあるが、聖典バガヴァッド・ギーターに記されてあるAからD項目に関連する記述の一部を紹介する。ヨーガ療法ではアセスメント／見立てのために、数千年の歴史のなかを伝承されてきている聖典の教えを活用しているのである。

A. 二極対立の平等感の有無：2章　サーンキヤ・ヨーガ

38節：苦楽、得失、勝敗を平等(同一)のものと見て、戦いの準備をせよ。そうすれば罪悪を免れるであろう。

　解説　私たちが住む俗世はこれら苦楽・得失といった二極が対立する事象で満たされており、私たちの感情はそれら二極の対立の間で常に乱されている。あるいは、二者択一を迫られる一生を生きるようになっている。しかし、これら二極対立の思いを超える"二極対立の平等感"をもつことも可能である。それは我が国のことわざで言えば"人間万事塞翁が馬"の教えとなる。"天"がそのように仕組まれるならば、まずはその天の配慮を受容してから対処しようという生き方である。この受容して対処せよという意味をもって本節では"戦いの準備をせよ"とクリシュナ神は敵軍を前にした将軍アルジュナに教え諭すのである。この生活態度を生徒／クライアントがもち

合わせているかどうかを、ヨーガ療法士はアセスメントする必要がある。もち合わせていなければ、この人生で不要なストレスを抱え込まなければならなくなるからである。

B. 感覚器官の制御力の有無：2章　サーンキヤ・ヨーガ

58節：亀が頭や手足を甲羅のなかにすべて引っ込めるように、感覚器官の対象物から感覚器官の働きをすべて引き離すとき、その人物の智慧は不動のものとなっているのだ。

（解説）　アーユルヴェーダや伝統的ヨーガが心身相関の疾患を扱うときに最も各種疾患や生活の仕方を悪くするのは、本節に記されてもいる"感覚器官の働き"である。人間馬車説で言われる10頭の馬たちが、御者である"理智／ブッディ"に上手に制御されていれば、私たちは健やかな生き方ができる。そのためには、馬たちが眼前に繰り広げられる衣食住に関係する諸状況や諸対象物に引きずられることは避けなくてはならない。その表現が本節の"亀が頭や手足を甲羅のなかにすべて引っ込めるように"となるのである。決して衣食住の対象物を拒否するというのではなく、それら対象物に引きずられないようにして生きなさいというのである。こうした生き方を生徒／クライアントができているかどうかを、ヨーガ療法士は見立てる必要がある。

62節：人が感覚器官の対象物を思うとき、それらに対する執着が生ずる。この執着から情欲（カーマ）が生じ、情欲から怒り（クローダ）が生ずるのだ。

（解説）　本節では心理的病素となり得る情欲や怒りの発生機序が言われている。すなわち、"感覚器官の対象物"である衣食住に関係する諸物を手中のものにしたいと思うほどの情欲をわき上がらせていると、その願いが叶わなかったときには「どうして。なんで？」というような怒りの思いが湧いて出てくるというのである。生徒／クライアントがこのような否定的心理的病

素である動性・暗性優位の心理状態にあるかどうかをヨーガ療法士はアセスメント／見立てる必要がある。その上でヨーガ療法士は、否定感情を生徒／クライアント自身が自分でなくせるようなヨーガ療法諸技法を、ヨーガ療法インストラクション (YTI) として教え、指導するのである。

C. 集中力の有無：3章　無私の行為

8節：汝に定められた義務を果たせ。というのも行為は無為よりも優れているからである。もしも汝が何も行わないならば、身体を維持することすらできぬはずである。

解説　私たちにはそれぞれの立場に応じてせねばならないことがある。家庭内での立場、職場での立場、友人知人での立場等々です。その立場に応じて課せられた義務に集中して行為するときに、私たちは周囲からのよき評価も得ることができる。他方、それらの義務に集中できずにいるときには、その理由がどうであれ、責任を果たせないという評価は免れない。義務を果たせるかどうかについては、自分の能力の有無を語る前に、その義務を果たすための集中力の発揮が問われる。ヨーガ療法士は生徒／クライアントに、そうした "集中力の有無" を見立てる必要がある。

4章　智慧による行為からの解放

10節：貪愛（ラーガ）と恐れ（バヤ）と怒り（クローダ）との思いを克服し、常に我に専念し帰依することで多くの者たちが、智慧（ジニャーナ）と苦行（タパス）の火によって浄化され、我の境地に到達しているのだ。

解説　"貪り愛着するという貪愛と恐れと怒り" とは、私たちの心理的病素の増悪を招く。ヨーガ療法士は、そうした思いを生徒／クライアントのなかに見立てる。それと同時に、"智慧と苦行（努力）の火によって浄化され" とあるように、ヨーガ療法の智慧を伝え、自らの力によってヨーガ療法実習の努力へと導く必要がある。これがヨーガ療法インストラクション (YTI) なのである。

D. 有限・無限の識別力の有無：9章　主宰者の智慧と秘密

11節：万物にとっての偉大な主としての我を知らずに、愚かな者たちは人間の肉体に宿る我を軽んじている。

> 解説　"人間万事塞翁が馬"を言う場合、私たち人間の目には見えない天の差配（さはい）に従うということである。こうした思いは個々人の信念に属することなので生徒／クライアントに強要することはできないが、しかし眼前に起こるすべての出来事のなかには人智を越えて起こったとしか言いようのないものもある。日々の天気をはじめ、大震災など自然災害がその典型的な例である。そうした災害や想定外の出来事に遭遇したときに、「私は何も悪いことをしていないのに、どうして私だけがこんな目に遭うのか」と言い立てても始まらない。ともかく、冷静さを保って、起こった事態に対処するだけである。ヨーガ療法士は、こうした資質の有無を生徒／クライアントのなかにアセスメントする必要がある。その上で、ヨーガ療法指導であるヨーガ療法インストラクション（YTI）技法を選択して、指導を開始するのである。

11章　この世のありよう

49節：我が恐るべき姿を見ても恐れ戦いてはならぬ。恐れずに喜びをもって我が以前の姿を見るがよい。

> 解説　"天／神"の姿とは、必ずしも私たち人間にとって都合がよいものとは限らない。地震や大洪水、台風をはじめとするすべての自然現象をはじめ、景気の変動といった社会変動なども然りである。勿論、思わず息をのむほどに美しい大自然の姿もある。また、この世の人間のなかには、神の化身かと思わずにはいられない人物もいれば、その正反対の極悪非道としか呼べないたぐいの人物も確かにこの世にいないことはない。しかしそれらのありようのすべては、"天の配慮／神の御姿"であると言えるというのが本節の教えである。智慧ある人々は、こうした"すべては天のお姿・配慮"との思いを必ずもち合わせており、その思いをもって困難に対処するので、賢き

者と呼ばれるのである。こうした資質をヨーガ療法士自身も自己の資質となるようにさせると共に、生徒／クライアントの理智教育としてもヨーガ療法指導をしなくてはならない。詳しくは一般社団法人日本ヨーガ療法学会にお問い合わせいただきたい。

参考資料9：他のバガヴァッド・ギーター　心理アセスメント

　こうした聖典バガヴァッド・ギーターを心理アセスメントに使う試みは、インドやアメリカでも行われている。その名称だけでもここに紹介する。

＊"STANDARDIZATION OF THE GITA INVENTRY OF PERSONALITY"
R.C. Das Salt Lake City Journal of Indian Psychology 1991, Vo:.9, Nos.1&2

＊"The Vedic Personality Inventory" by Dr. David Wolf

7：アーユルヴェーダの心理的病素アセスメント

　ここからはアーユルヴェーダ医学からのアセスメント基準を学ぶ。アーユルヴェーダにおける精神的／心理的特質は三種の徳性(グナ)として、1. Satwa サットヴァ(good quality ／よい性質)　2. Rajas ラジャス (abnormal/ bad qualities - doshas異常／悪い性質—ドーシャ)　3. Tamas タマス (abnormal/bad qualities - doshas異常／悪い性質—ドーシャ) が数え上げられている。これら三徳性は、受胎のときに決まり、どれかの病素が優勢になって、その人の一生にわたってその優位性が続くと言われている。以下にチャラカ本集の記述の一部を紹介しますが、その大まかな分類をまず示しておく。

A. Satwika Prakriti：サットヴィカ・プラクリティ

　この気質の人は一般的に優しさ、寛容、正直、神様を信じる心、よい記憶力、知性創意工夫の才、勇気などの特質をもち、他人と喜び・悲しみを分かち合い、

善い悪い、悲しみ喜び、好き嫌いといった二極の対立に心が揺れない。この気質は、後述のようにさらに7種類に分けることができると、内科医チャラカは記している。

B.　Rajasika Prakriti：ラジャシカ・プラクリティ

この気質の人は一般的に、虚言癖、残忍性、うぬぼれ、自慢、好色、怒り、臆病、利己的で、好き嫌いに強く影響を受ける。いつも忙しくしていたい、といった性質がある。この気質は、後述のように6種類に分けることができると、内科医チャラカは記している。

C.　Tamasa Prakriti：タマシカ・プラクリティ

この気質の人の主な特徴は、悲しみ、無神論、邪悪さ、無智、愚かさ、眠気、精神的、肉体的活動を避けることである。この気質は、後述のようにさらに3種に分けることができると、内科医チャラカは記している。

動性と暗性優位の人は、精神的には不健康であるが、だからといって、必ずしも何かの肉体的病気に罹っているということはない。しかし、ストレス、不安、抑鬱を感じやすい体質なのである。

精神的能力という観点から、能力や意志力は以下の3種類に分けられている。1. プラヴァラ・サットヴァ（強い意志力をもった人）　2. アヴァラ・サットヴァ（とても弱い意志力の人）　3. マッディヤマ・サットヴァ（中程度の意志力の人）。

3種の徳性／グナと、3種の病素／ドーシャの間には、緊密な関係がある。肉体と心は相互依存であり、不可分で影響し合っているからである。1つの不調が他の不調を大なり小なり引き起こし、ゆえにすべての病気は心身相関であるとするのがアーユルヴェーダ医学の考え方なのである。以下に、内科医チャラカの記述の一部を引用する。

参考資料10：心理的と肉体的病素／ドーシャについて、

　　　　　　チャラカ本集より引用

3篇6章5節：病気は無限にあるが、その理由はその種類が無限だからである。しかし、ドーシャ／病素はそれほど多くはなく、数えられるほどではある。そこで私は図示するようにして、しかもドーシャはしっかりと明示した形で疾患を例示することにする。動性と暗性とは2種の心理的ドーシャ／病素と言える。これらのドーシャは激情、怒り、強欲、混乱、嫉妬、うぬぼれ、自己陶酔、興奮、恐れ、浮つき等の発生原因となる。ヴァータ、ピッタ、カパは肉体のドーシャ／病素である。これら肉体のドーシャは、発熱、下痢、発汗、肺結核、呼吸困難、頻尿、らい病等の原因となる。以上のように、ドーシャは人間存在全体に関係し、疾患は身体の一部に関係するのである。

（**解説**）　アーユルヴェーダでは病気の原因と考えられている病素／ドーシャは2種類あり、1つは心理的病素である動性と暗性優位の心理、もう1つは肉体の病素であるヴァータ、ピッタ、カパであることはすでに説明した。病原菌などの存在が知られていない数千年も前のインドでは、心と肉体のバランスの乱れが病因になると考えられたわけである。こうした古い考えは現代にあって一時退けられたが、しかし、抗生物質でいくら病原菌を撲滅しようとしても、病気は減らないどころか増えてきている。それは心身のバランスを崩すストレス疾患が世界的に蔓延してきたからである。ここにあって、アーユルヴェーダの病素の考えは、現代社会を救う一助となったわけである。ヨーガ療法は特に、動性・暗性の精神性を善性優位の精神性に戻す技法としてアーユルヴェーダのなかで活用されるわけである。

3篇6章8節：これら（精神と肉体）の両者が時々に相関し続ける諸病は、激情等や発熱等とが相互に共存しあっている。

（**解説**）　紀元前3世紀頃の内科医であったと言われるチャラカは、その頃、すでに心身相関疾患を見立てていたのである。

*4篇4章34節：**肉体には3種の病素／ヴァータ・ピッタ・カパがある。それら病素が肉体に影響する。動性と暗性とが心理的病素である。これらの心理的か肉体的か、両者が心理に影響するときに、病的状態が生じるが、それがなければ病的状態は生じない。***

解説　内科医チャラカは、発病因は心理的病素にあり、その影響が肉体的病素を乱して、最終的には食物鞘たる肉体に病気が発症することを本節で言っている。我が国でも心身相関の病が蔓延しているがために、いわゆる心療内科医がクリニックを開いてもいる。ヨーガ療法が、そうした心身相関疾患克服をめざす生徒／クライアントの一助になればと思わずにはいられない。

*4篇4章36節：**心理には3種あり、善性・動性・暗性である。善性の心理は欠陥がなく、激情とか無智さがそれぞれ欠けていることから、動性と暗性とは劣位であるという有益な部分を有しているからである。これら心の三徳性にあって、それぞれは生物種の肉体や心の相関関係における種類や程度に相応して、無限の種類に分類できる。つまり肉体は心理に影響され、その逆も然りである。それゆえに、いくつかの心理の形がよく知られる形として、その類似性が以下に解説されるのである。***

解説　精神のありようは心理の徳性／グナと言われており、三種の徳性バランスの内、善性が優位か、他の動性・暗性が優位かであるが、いずれの徳性が優位でも、他の徳性は劣位のままでそこにあり続けると言われている。その割合によっての分類が以下に示される。いずれの分類名もインド文化のなかで行われているので、インド文化が色濃く反映された神様の位による分類名称となっている。

　以下、詳しい記述は割愛して、その名称だけ紹介する。詳しくはヨーガ療法士養成講座で学んでいただきたい。

参考資料11：アーユルヴェーダの心理的病素／ドーシャの理想型／
改善目標について、チャラカ本集より引用

　内科医チャラカの言説を、その弟子たちが集めて編纂したと言い伝えられている内科の医学書"チャラカ・サンヒター／本集"には、以下の心理分類が紹介されている。インドの風土で言い伝えられてきた分類であるゆえに、多分にインド的な表現にはなっているが、しかし、その言わんとする心理分類は現代の私たちにもよく理解できる心理分類になっている。

4篇4章36～40節
● 善性優位7種の心理

1. ブラフマー神型
　清浄・正直・自制心・自他同一感・学習教導心・善悪識別心に富む。激情・怒り・貪欲さ・うぬぼれ・混乱・嫉妬・浮つきのなさ。

2. アールサ／聖賢型
　護摩供養執行、学習心、献身・喜捨・禁欲・奉仕、想像力・会話・理解力・記憶力に富む。うぬぼれや慢心や愛着や憎悪や混乱や貪欲さや怒りの克服。

3. インドラ神型
　優秀・愛想よく・護摩供養執行・勇敢・精力的・自制心・非暴力・洞察力・有徳・裕福・快活

4. ヤマ神型
　責任感・適切な行動・控えめ・迅速・記憶力・優秀。執着・嫉妬・嫌悪・混乱がない。

5. ヴァルナ神型
　勇敢・忍耐力・清潔・嫌不潔さ・護摩供養執行・好沐浴・非暴力・必要時の怒り・穏やかさ。

6. クベラ神型

　有地位・自信・楽しみと従者に恵まれ・有徳・蓄財・清浄・動きよく・適宜怒りや好意を表す。

7. ガンダルヴァ半神型

　舞踏／音楽／演奏を好む・言葉使いが巧み・作詩・作話・歴史や叙事詩を語る・よき香り・花輪／香木／ドレスに気配り・異性との交わりに長ける。

● 動性優位6種の心理的病素

1. アシュラ型

　勇敢さ・激烈さ・悪口・優越感・詐欺心・どう猛・残酷・自画自賛。

2. ラークシャサ型

　我慢なくいつも怒る・弱点を突く・残酷・過食・食を最高に好む・惰眠を貪る・肉体を酷使・嫉妬深い。

3. パイサーチャ型

　貪欲・女性を好む・欲深・逢い引きを好む・不浄・嫌清浄さ・臆病・恐ろしげ・悪食の習慣。

4. サールパ(蛇) 型

　怒ったときに勇敢他のときは臆病・過敏・元気・食／娯楽に耽溺。

5. プライタ型

　食べ物を求め続ける・問題を引き起こす行動・問題行動・他人の悪口・他人と分かち合わぬ・貪欲さ・怠惰。

6. シャークナ(鬼鳥) 型

　激情的・食／娯楽にふける・乱心・我慢が効かず・蓄えの思いなし。

● 暗性優位3種の心理的病素

1. パーシャヴァ(獣型)

　否定的・知性を欠く・食／行動を軽んじる・性欲にふける・惰眠を貪る。

2. マツィヤ（魚型）

臆病・賢くなく・大食・落ち着きがない・激情／怒りに支配される・いつも動き回る・水をよく飲む。

3. ヴァーナサパティヤ（植物型）

怠惰・食にふける・知性／体を使わない。

参考資料12：アーユルヴェーダの 心理的ドーシャ・アセスメント（APDA）表

生徒／クライアントのなかで、以上の心理的病素のどれが優位であるかを判定するアセスメント表が、一般社団法人日本ヨーガ療法学会によって作られている。詳しくは、一般社団法人日本ヨーガ療法学会にお問い合わせいただきたい。

それでは右ページに、心理的病素の分類表を掲載する。各病素の違いを学んでいただきたい。

表4　MENTAL CONSTITUION　気質

MENTAL CONSTITUTION　気質			
Mental Functions 精神的機能	Satva ／善性 サットヴァ	Rajas ／動性 ラジャス	Tamas ／暗性 タマス
Concentration 集中力	Very clear とてもはっきり	Hyperactive 過度な集中	Cloudy 鈍い
Memory 記憶	Good よい	Moderate 中程度	Poor 悪い
Will power 意志力	Good よい	Moderate 中程度	Poor 弱い
Honesty 正直さ	Very good 正直	Variable 変わりやすい	Weak 不正直
Peace of mind 心の平安さ	Always いつも平安	Mostly ほぼ平安	Rarely 不安
Creativity 創造性	Generally 創造的	Occasionally 時々	Rarely 非創造的
Spiritual study 宗教性学習度	High 高い	Moderate 中程度	Low 低い
Mantra/Prayer マントラ、お祈り	Daily 毎日	Occasionally 時々	Never しない
Meditation 瞑想	Daily 毎日	Occasionally 時々	Never しない
Selfless service 利他の奉仕活動	Often 頻繁	Occasionally 時々	Rarely めったにしない
Relationships 人間関係	Harmonious 調和的	Passionate 情熱的	Disturbed 不安定
Anger 怒り	Rarely 滅多に怒らない	Frequently よく怒る	Frequently よく怒る
Fear 恐怖	Rarely ほとんどなし	Sometime 時々	Frequently しばしば感じる
Desire 欲望	Little 少ない	Some 中程度	Uncontrollable 制御できない
Pride 自尊心	No ego エゴはない	Some ago ある程度ある	egoistic エゴイスティック
Depression 抑鬱	Never 決してない	Sometimes 時々	Frequently しばしば
Love 愛	Universal 普遍的	Personal 個人的	Lacking in love 愛がない
Violent behavior 暴力的行動	Never ない	Sometimes 時々	Frequently しばしば
Attachment 執着	Detached 無執着	Occasionally ときおり	Attached 執着心がある

Forgiveness 寛容さ	Forgive easily 寛容	With effort 努力して寛容に	Grudges 恨む、ねたむ
Diet 食事	Vegetarian ヴェジタリアン	me meat 肉も食べる	Frequent meat 肉食が多い
Addictive behavior 依存症的行動	Never ない	Occasionally ときおり	Frequently しばしば
Sensory impression 知覚の記憶	Calm 静か	Mixed 混合	Disturbed 乱れている
Sleep requirement 必要睡眠時間	Little 少ない	Moderate 中程度	Excessive 過度に必要
Sexual activity 性行為	Controlled 制御できる	Intense 激しい	Uncontrollable 制御できない
Control of senses 感覚の制御	Good よい	Moderate 中程度	Low できない
Speech 会話	Peaceful 平和的	Agitated 揺れ動く	Dull 鈍い
Cleanliness 清潔さ	High 清潔	Moderate 中程度	Low 低い
Work 仕事	Selfless 非利己的	Reward centered 報酬を求める	Aimless 無目的

3) 理智鞘におけるヨーガ療法インストラクション（YTI）／指導理論

　本理智鞘におけるヨーガ療法指導の目的は、内的心理器官の1つであり、人間馬車説での御者になる“理智／ブッディ”の働きを修正するものである。すでに対社会的な諸問題を抱え、さらには種々の問題を食物鞘・生気鞘・意思鞘で発症させている生徒／クライアントの場合は、本鞘における“理智”の機能である「外界からの情報や、記憶に対する認知・判断・予測・決断・行動指令を出す」ことに障害があることがアセスメントできる。そこで、まずは、ブリージング・エクササイズ等で、肉体と呼吸を意識化して自分でコントロールできることを、生徒／クライアントに自覚してもらうヨーガ療法インストラクション（YTI）を行う。そうすることで、本鞘においても、自分の理智機能を意識化して、自分でコントロールすることが可能になるからである。その主なヨーガ療法技法は

サムヤマ(綜制)と呼ばれるラージャ・ヨーガ瞑想であり、ウパニシャッド聖典時
代からの数千年間、ヒマラヤで伝承されてきているヴェーダ(主題を熟考する)
瞑想である。ラージャ・ヨーガ瞑想については、以下のような記述が、ヨーガ・
スートラ第2章にある。

3節：無智、自我意識、愛着、憎悪、生命欲とが煩悩である。

*10節：これらの微細な諸煩悩は、行者の意識がそれらの原因へ帰滅すること
によって除去することができる。*

*11節：それら諸煩悩の活動は、静慮(禅那／ディヤーナ)によって除かれね
ばならない。*

*12節：諸々の煩悩(クレーシャ)に起因する行為の種心(カルマーシャヤ)の
数々は、今生と来生におけるすべての体験を生じさせる。*

　このような瞑想技法を指導しつつ、ヴェーダ瞑想における熟考時に"判断の
基準"となる"伝統的ヨーガのことわざ／シュローカ"を理智教育として、生徒
／クライアントに伝えておく。つまり、4大ヨーガと言われるギヤーナ・ヨーガ、
バクティ・ヨーガ、カルマ・ヨーガ、ラージャ・ヨーガとして伝承されてきている
判断基準となる教えを覚えていただく。以下＊の項に本理智鞘におけるヨーガ
療法インストラクション(YTI)の内容をまとめると共に、参考資料として古来の
伝承を記しておく。

● 顕在化し、意識化された記憶／知性・感性の認知の仕方を客観視させて
認知を修正させる。

● 本理智鞘で、心身両面のセルフ・コントロール法の体得を可能にさせ、肉体
的・精神的・社会的健康のみならず、スピリチュアル／宗教的な健康も含

む、完全なる健康（解脱）造りを生徒／クライアントに実現させるヨーガ療法指導を試みる。

● 本鞘の技法では、瞑想指導（ラージャ・ヨーガ瞑想／ヴェーダ瞑想）が特徴的である。

　ヨーガ療法ダルシャナ（YTD）法／理智教育、4大ヨーガ理論教育も重要である。

4) 理智鞘の浄化法・指導法

　ラージャ・ヨーガ瞑想法（パタンジャリ大師著ヨーガ・スートラ記述の瞑想技法）と、ヴェーダ瞑想法（聴聞・熟考・日常での深い瞑想・悟り）を指導する。以下に、その理論的背景を、歴史的聖典の記述を基にして解説する。

参考資料13：パタンジャリ大師著　ヨーガ・スートラ／
**　　　　　　ラージャ・ヨーガ瞑想　第2章より引用**

28節：ヨーガの諸部門を修行していくにつれて、心の不浄さが次第に消えて行き、それにつれてやがて、識別智（ヴィヴェーカ・キャーティ）を生じさせる智慧の光が輝きだす。

（解説）　本節の"ヨーガの諸部門"とは次の29節に記述されている諸技法であるが、これら8種のヨーガ技法を実習するにつれて、"心の不浄さが消えていく"とされている。それは、ヨーガ・スートラ第2章43節には"苦行(タパス)によって不浄が尽きるから、身体(カーヤ)と感覚器官(インドリヤ)の制御に熟達(シッディ)する"と記されてあり、これら8段階の諸行法を繰り返し行じ続ける努力／苦行が、私たちの心を浄化してくれることを言い表している。さらに聖典バガヴァッド・ギーターの最終章第18章37節に"勤修 (アヴィヤーサ)の最初は毒のようであり、終わりには甘露のごとくになり、真我を悟ることで心が平安な境地(プラサーダ)に入る。これが善性優位の幸福だと言われている"と記されている。勤修(アヴィヤーサ)とは同じことを繰り返し行い続けるこ

とを言い、その努力／苦行が“心の不浄さを消してくれる”というわけである。

29節：ヨーガの8部門とは、禁戒、勧戒、座法、調気、制感、凝念（ぎょうねん）、静慮、三昧である。

解説　本節の8部門の修行法の実習目的は“心理作用の浄化”である。心の働きが浄化されさえすれば、心の内奥にひそむ“純粋意識／真我”の御心が汚されることなくストレートに歓喜鞘や理智鞘を通過して、人間五蔵の外へと輝き渡るというわけである。禁戒／ヤマとは非暴力・不虚言・不盗・不淫・不貪という自制法であり、勧戒／ニヤマとは清浄・知足・苦行／努力・聖典学習・篤信（とくしん）の自制法である。さらに座法はアーサナと呼ばれる肉体鍛錬法、調気は呼吸の制御法であり、制感は10種ある感覚器官を制御する方法、凝念は精神の集中法、静慮とは本章で概説している瞑想法であり、最後の三昧も歓喜鞘から真我大悟へと導いてくれる深い瞑想法のことである。これら8段階のラージャ・ヨーガ修行法を順々に修することが、心身の浄化法となり、その簡易的技法を生徒／クライアントに指導するのがヨーガ療法なのである。

35節：非暴力（アヒンサー）に徹していると、すべての生物が敵意を捨てる。

解説　本節以下は、心理作用浄化後に現れてくる社会的現象が記されている。本節では、身（肉体）（しん）・口（言葉）・意（心）の三次元にわたって周囲に暴力をふるわないようになれば、周囲の人間ばかりか、あらゆる生き物が敵意をもってその修行者に迫ってこなくなるというのである。すなわち、周囲からの暴力とは自分の心の合わせ鏡であり、自分の心のなかの暴力性が逆に自分に降りかかってくるのを、自身の心の浄化で防ぐことができることを悟らせる教えになっている。例えば、周囲から強圧的でストレスフルな嫌がらせを受けること自体は、自分のなかに身口意にわたり暴力的なものが潜んでいるからであると、この聖典ヨーガ・スートラは教えている。こうした教えを基にして行う瞑想指導をヨーガ療法士が指導する。ただし、生徒／クライアントの心の準備ができていないところに、こうした教えを伝えることは、無用な抵抗を惹起（じゃっき）するだけとなる。あくまでも生徒／クライアントの心の準備を見立てながらの瞑想指導となる。

ケント・M・キース氏がハーバード大学在学中に高校生に向けて書いたと言
われている「逆説の10カ条」では、周囲にどのようなストレスフルな状況が生じ
ても、自らの信じた通りに淡々と行為し続けろと教えている。また、この詩を引
用した聖女マザー・テレサは、そのキース氏の最終行に、これらストレスフルな
事態はすべて「自分と神様との間で生じたことである」すなわち「神様から与え
られた恵みであって、他人が悪いことではない、その恵みとは"自分を知る"た
めの恵みである」と加筆している。以下にその全詩を引用する。我が国でも
"この世は自分の心の合わせ鏡"と言われていることに通じる教えなのである。
そしてヨーガ療法士は本節のような判断基準をもって、生徒／クライアントの
精神状態をアセスメントするのである。

「逆説の十ヵ条」ケント・M・キース

1. 人は不合理で、わからず屋で、わがままな存在だ。それでもなお、人を愛しな
   さい。
2. 何かよいことをすれば、隠された利己的な動機があるはずだと人に責められ
   るだろう。それでもなお、よいことをしなさい。
3. 成功すれば、うその友だちと本物の敵を得ることになる。それでもなお、成功
   しなさい。
4. 今日の善行は明日になれば忘れられてしまうだろう。それでもなお、よいこと
   をしなさい。
5. 正直で率直なあり方はあなたを無防備にするだろう。それでもなお、正直で
   率直なあなたでいなさい。
6. 最大の考えをもった最も大きな男女は、最小の心をもった最も小さな男女に
   よって撃ち落されるかもしれない。それでもなお、大きな考えをもちなさい。
7. 人は弱者をひいきにはするが、勝者の後にしかついていない。それでもな
   お、弱者のために戦いなさい。
8. 何年もかけて築いたものが一夜にして崩れ去るかもしれない。それでもな
   お、築きあげなさい。
9. 人が本当に助けを必要としていても、実際に助けの手を差し伸べると攻撃さ

れるかもしれない。それでもなお、人を助けなさい。

10. 世界のために最善を尽くしても、その見返りにひどい仕打ちを受けるかもしれない。それでもなお、世界のために最善を尽くしなさい。

36節：正直(サティヤ)に徹していると、行為の結果はその行者の行為にのみ基づくようになる。

（解説）　本節ではヨーガ療法実習者が"思い通りの人生を生きられる秘訣"を教えている。すなわち、"正直であれ"ということである。そしてこの正直であるためには、"今ここ"の自分の身口意の状態すべてを、自覚して浄化しておくことである。いわゆる"オオカミ少年"の話にあるような、狼が来たと嘘を言って農民たちが怖がるのを笑って見ていた少年は、最後には、本当にやってきた狼から逃れようと助けを訴えたにもかかわらず、誰にも信じてもらえずに殺されてしまう結末として、その寓話は本節と同じ教えを今に伝えていると言える。私たちはいかなるストレス下にあっても、正直さを失わないようにして、思い通りの結果が残せる生き方をしなくてはならない。こうした理智教育を、伝統的ヨーガは今までの数千年間、伝え続けているのである。そしてヨーガ療法士は、本節のような判断基準をもって、生徒／クライアントの精神状態をアセスメントし、ヨーガ療法指導するのである。

37節：不盗（アステヤ）に徹していると、あらゆる種類の財宝がその行者の前に集まってくる。

（解説） 現代ストレス社会に生きるときの主なストレス源は、1. 人間関係 2. 金銭 3. 自尊心／プライドである。本節ではこのうちの2の金銭に関して、その有無に惑わされない秘訣を教えている。お金は手元に多くあった方がよいと誰もが考えるが、しかし、その多寡（たか）は私たちの"盗み心の有無"にかかっているというのが、伝統的ヨーガの教えなのである。わかりやすく言えば、"欲しい！ 欲しい！"と思っている人物のふところには、お金は集まってこないと言っているのである。"自分に所属せず、自分にふさわしくない"金銭など不要であると思う人物の周囲には十分をさらに上回るほどの金銭が集まってくるが、それとて、そうした人物は"自分のもの"とせずに、それらの金銭を世間に還元できるので、さらに新たな金銭が集まってくる。本節が言うように"あらゆる種類の財宝"に恵まれるというわけであるが、それとてもこうした不盗の身口意をもった人物は"自分のもの"とすることはないのだと言うのである。そしてヨーガ療法士は、本節のような判断基準をもって、生徒／クライアントの精神状態をアセスメントし、ヨーガ療法指導するのである。

38節：不淫（ブラフマチャリヤ）に徹していると、強健力（ヴィールヤ）が得られる。

（解説） 伝統的ヨーガ修行の場合、若い修行者は妻帯せずに修行に励む。そうした修行僧のことをブラフマチャリヤ（禁欲修行者）と呼ぶ。本節では若いときのエネルギーをセックスにではなく、修行に向けるようにと説いているのである。この教説は私たち現代人においても言えることであり、強健力獲得の秘訣を教えているのである。そしてヨーガ療法士は本節のような判断基準をもって、生徒／クライアントの精神状態をアセスメントし、ヨーガ療法指導するのである。

39節：不貪（アパリグラハ）の思いが不動になると、なぜに誕生したのかを理解
　するようになる。

　解説　　現代のストレス社会では日々の変化も目まぐるしく、自分が何を目的に
して生活しているのか、人生の意義が見失われてしまいがちである。極貧国
の国民ならいざ知らず、特に物質的に恵まれた先進諸国などにあって人々は、
衣食住の豊かさを求めての人生だとはもはや思えなくなっている。はっきりし
た生きる目的がわからなければ、薬物依存をはじめとした種々の依存症に罹患
する危険も高まる。本節では、「自分はこうなりたい。ああもしたい」等々の貪
る意識がなくなると、自分がなぜにこの世に誕生し、今ここに生きているかがよ
くわかるようになる、と言う。それは貪らないという無心さの意識は、自分の置
かれた状況がよく理解でき、先述の詩のごとくに、自分がおかれている状況は
すべて“自分と他人との間のことではなく、神様と自分との間のことだった”とい
うことが、理解できるようになるからである。本節は、自己存在の意義を悟る秘
訣を教えている。そしてヨーガ療法士は本節のような判断基準をもって、生徒
／クライアントの精神状態をアセスメントし、ヨーガ療法指導するのである。

40節：清浄（シャウチャ）の戒律を守れば、自己の肉体への嫌気が生じ、他人の
　肉体と接触しなくなる。

　解説　　私たちの精神性を狂わせる元凶は、社会における人間関係・金銭関
係・自尊心の3種と言われているが、本節はこの内でも特に男女の関係も含め
て、人間関係に囚われないようにと言っている。特に先の修行僧時代ならば、
なおさらである。また、離婚率が高い先進諸国でも、これら上記の乱心の3大
要因が絡んで、私たちの日々の生活を狂わせる。要するに、日々の生活を無駄
に複雑化させないためにも、社会における人間関係・金銭関係・自尊心に関し
ては複雑な状況を造るのではなく、単純化させて生きるようにと本節は説くわ
けである。そしてヨーガ療法士は本節のような判断基準をもって、生徒／クラ
イアントの精神状態をアセスメントし、ヨーガ療法指導するのである。

41節：さらに、善性の浄化、快活さ、専念性、感覚器官の克服、真我直覚への適応性が生じる。

（解説）　こうして単純化された生活では精神の集中力と自由さの獲得が容易になり、本節で説かれる種々の異能、特に"専念性、感覚器官の克服"とが得られる。そして、日々、淡々とコツコツと一つことに集中して生きられるので、すべては"自分と他人の間のことではなく、神様と自分との間のことだった"という"人間万事塞翁が馬"という天の配慮／ご意志を上手に受容できるようになる。ひいてはそれが本節で説く"真我直覚"の力にもなり、無常なる諸事に囚われなくなる。そしてヨーガ療法士は本節のような判断基準をもって、生徒／クライアントの精神状態をアセスメントし、ヨーガ療法指導するのである。

42節：満足（サントーシャ）によって、無上の幸福（スッカ）が得られる。

（解説）　足るを知るという言葉があるように"何事も今の自分の置かれた状況が自分にふさわしい"と思えれば、幸せな思いが湧いてくるものである。1908年にモーリス・メーテルリンクが童話劇として発表した『青い鳥』でも、同じ趣旨の教えが言われている。クリスマス・イブの夜。サンタクロースも素通りしてしまうような小さな森のきこり小屋では、兄チルチルと妹ミチルが窓辺に並び、イブでにぎわう村の様子を眺めていました。たくさんのプレゼントや、はなやかなパーティー。貧しい暮らしの2人は、そんな様子をただ眺めているしかなかった。そこへ、突然、あやしげな老婆があらわれ、2人に青い鳥を探してくれと頼む。こういった状況から劇は始まるが、結局見つけられなかった青い鳥は自分たちの家のなかにすでにいたのだとされている。幸せの青い鳥は私たちの心のなかにすでにいるというのが、伝統的ヨーガの教えであり、外の世界に幸せの源を求め続ける生徒／クライアントに対していかに理智教育を施すかが、ヨーガ療法士の役目ということになる。本節は、幸福感獲得の秘訣を教えている。そしてヨーガ療法士は本節のような判断基準をもって、生徒／クライアントの精神状態をアセスメントし、ヨーガ療法指導するのである。

43節：苦行(タパス)によって不浄が尽きるから、身体(カーヤ)と感覚器官(インドリヤ)の制御に熟達(シッディ)する。

解説　本節でいう苦行とは、人間の努力を言う。スポーツでも芸術でも、料理でも科学的研究でも、あらゆる職業に就く者には努力が必要である。その努力をし続ける人物の心は自然と浄化されると言う。なぜならば、種々の知識や技能を習得するには、自分を制御しなくてはならない。肉体を上手に動かし、10種の感覚器官を制御して生きるときに、心は浄化され、自己制御力が身につくのである。本節では努力／苦行が自己制御力を私たちにもたらしてくれると言う。このストレス社会に生きる私たちにとって、自制力こそが自分自身の身を守る最強の防具となる。この自制力の有無をヨーガ療法士は生徒／クライアントのなかに見立て、ヨーガ療法技法を駆使して、その力の獲得を補佐してあげるのがヨーガ療法士の仕事であり、薬物等の依存症患者にも全国で指導しているのである。自制力獲得の秘訣を教えているのが本節なのである。

参考資料14：古典からの助言：スワミ・ヴィドゥヤランヤ師著
パンチャダシ第1章／ヴェーダ瞑想より引用

聖典パンチャダシは、7世紀に生きた聖師シャンカラ大師がインドの東西南北に残された4つのシャンカラ僧院の内、南インドのシュリンゲリ僧院において、1377〜1386年、シャンカラ職を務められたスワミ・ヴィドゥヤランヤ師の著作である。この聖典パンチャダシは聖師シャンカラ大師のヴェーダーンタ哲学を題名通り15章(パンチャダシャ・プラカラナ)にわたって解説しており、この15章は3部に分けて解説されている。第1部はヴィヴェカ・パンチャカ(非実在を真実在と区別する)、第2部はディーパ・パンチャカ(純粋意識たる真我を考察する)、第3部はアーナンダ・パンチャカ(絶対者ブラフマンの歓喜を考察する)である。ウパニシャッド聖典群に述べられるヴェーダーンタ哲学が総じて学べる書になっているが、この聖典にウパニシャッド聖典以来の瞑想法が以下のように記述されている。

53節：聖句「それは汝なり（これが真我だ）」の真の意味を見いだすためには、
以下の3つの方法が必要とされる。すなわち、まずはその意味の伝統的な
解説に対して敬意を払い、信頼をおいて調べ上げ、その教説に耳を傾ける
ことである（シュラヴァナ／Shravana）。また、そうした解説や導師の説明
を材料として、沈黙の内に判断力を働かせて分析することである（マナナ／
Manana）。

解説　この世に不変なる真理を見いだし悟るヨーガ技法としての瞑想法は、本節にあるように、聴聞／熟考の瞑想から開始される。こうした理智／ブッディの力を駆使しての瞑想法が真理大悟の境地へとヨーガ行者を導くだけでなく、ヨーガ療法指導を受ける生徒／クライアントにも多くの認知の変容をもたらすのである。

54節：こうした分析や熟考が確実なものとなり、確信がもてるようになったなら
ば、心は常に真我に集中して、不断の瞑想が可能になる（ニディディヤーサナ
／Nididhyasana）。

解説　熟考の実習が身についてくると本節にあるような"日常生活のあらゆる場面でもその瞑想の意識が持続されるニディディヤーサナ／Nididhyasana"の意識状態が実習者にもたらされる。すなわち、常時の瞑想状態の意識がもたらされるのである。ヨーガ療法指導を行うヨーガ療法士もこうした意識状態にあることが望まれるのであり、この意識状態をもって生徒／クライアントを導くのが理想とされている。

55節：瞑想の高い次元に達した心は、あたかも風のないところに置かれた、ろう
そくの炎のごとくに安定する。「1. 瞑想者」と「2. 瞑想しているという意識」は、
すべて「3. 瞑想の対象」たる唯一絶対なる存在、すなわち真我に没入されて
しまう。こうした超常的な意識状態が三昧（Samadhi）と呼ばれている。

解説　内科医チャラカもこうした"解脱"の意識状態こそ、完全なる健康状態であると言っている。ここではヨーガと三昧と解脱の意識状態が同義語として使われている。ストレス社会にあって、多くの人々は心乱されて、心身の疾

患を併発している。こうした状況下でこそ、本節に記されているインド古来の
ヴェーダ瞑想を行じ、不断の瞑想修行の繰り返しである勤修／アビヤーサの
重要性が教えられているのである。

62節：三昧の境地に入った後では、嵩高なるヴェーダ聖典の内容も純粋に理解
できるようになり、（疑問や曖昧さといった）障害からも解放され、哲学を正し
く理解できるようになる。

解説　かくして多くの認知間違いを乗り越えての解脱の境地に達した伝統
的ヨーガの行者たちは、俗世のしがらみから解放されて、完全に自由な境地に
留まり続けられるのである。ヨーガ療法を実習する生徒／クライアントに対し
ても、この境地までのヨーガ療法指導がなされなければならない。だからこそ、
ヨーガ療法指導は伝統的ヨーガの修行へと随時移行できるように指導されな
ければならないのである。

5) 理智鞘における有害事象・発生防止心得

　生徒／クライアントの理智鞘に働きかけるときには、以下の点に注意しなければならない。

● ヨーガ療法士から実習者に対して無用な個人情報は尋ねてはならない。

● ヨーガ療法指導は座法や調気法から開始し、不用意に過去を題材にした瞑想指導には入らない。

● ヴェーダ瞑想のテーマによっては、調べを拒否することもあり、無理強いしない。

● 特に過去を回想する内省を拒否する実習者もいるので、無理強いしない。

● 特別に瞑想の座を組ませなくても、椅子を使用してもかまわない。

● 自分の心の働かせ方に問題があると認めたくない人もいる。無理に意識のあり方／善悪を指摘しない。

● 自信をもたせる瞑想指導から開始する。

● 生徒／クライアントの個人情報に対しての守秘義務を忘れないようにする。

● 体を使うヨーガの実習法から指導開始し、時期をみて瞑想実習に導く。

　一般社団法人日本ヨーガ療法学会では、認定ヨーガ療法士が関与した有害事象を一部、公開している。ホームページをご覧いただきたい。

6) 理智鞘関連事例

　それでは以下に、理智鞘関連の症例報告数種を、1つにまとめた創作事例を紹介する。ヨーガ療法が臨床の場面で指導される実際を知っていただきたい。本症例は、教育教材用に典型的な数症例を脚色して創作されたものである。

創作事例5：うつ症状に対するヨーガ療法指導報告

ヨーガ療法研究所　用賀太郎

1. はじめに

　うつ病は現代社会において誰でも罹り得る可能性のある病である。本症例の実習者は性格が温厚で仕事に打ち込み、周りからも期待されつつ頑張ってきた女性である。しかし、60歳を前に体調を崩し日常生活にも支障をきたし、ヨーガ療法実習で症状が改善された報告である。

2. 症　例

実習者　59歳　女性 157cm 56kg　主婦

主　訴　不安感、悲壮感、不眠、憂鬱感

家族歴　父：胃がん53歳で死去、母：うつ病80歳で死去

診断名　X－4年（55歳）Aメンタルクリニック心療内科医B医師より不安神経症と診断、X－1年（58歳）C病院心療内科D医師よりうつ病と診断。

既往歴　X－7年（52歳）E内科F医師より十二指腸潰瘍と診断2週間入院、X－2年（57歳）G病院1ヶ月入院。

生育・生活歴　5人兄妹（姉1・兄3）の末っ子として育つ。本実習者33歳、夫36歳のとき、夫の肺がんが見つかる。片肺を切除する大手術であった。夫の大病に伴い家族の将来を案じ母親の勧めもあり働き始めた。夫の入院中に実家の兄が農作業中の事故で亡くなる。夫が退院した数日後に、長男が車にはねられる事故が重なった。母親は兄の死後うつ病を発症し80歳で亡くなる。

現病歴　保険会社で働いていた。成績は常にトップで30人ほどの部下を抱えて仕事、家庭と配慮の毎日であった。X－4年（55歳）Aメンタルクリニックにてカウンセリング・投薬を受ける。この頃から精神的な不安定さや意欲の低下を感じていた。休日は体調不良でも家事をこなし、後は、ひたすら眠るだけだった。家族にはしばしば退職を勧められていた。そんなある日、帰宅後夕食の準備ができなくなった。食材を見ても全く考えが浮かばず、夕方は特

に言いようのない不安に襲われた。24年間勤めた会社は辞めざるを得なく
なり、X−2年（57歳）に退職した。夫はすでに退職（X−2年）。本実
習者は夫婦で過ごす新しい日常になかなかサイクルが掴めず新たなストレス
を抱えていた。X−1年（58歳）C病院D医師よりうつ病と診断、投薬を受
ける。娘の勧めでX年10月（59歳）ヨーガ療法実習を開始した。

ヨーガ療法歴／主訴・症状変化　X年10月（59歳）より週1回90分、コ
　ミュニティセンターにおいて実習開始。初回時には診断名が開示されて
　いたが、ヨーガ・スートラ乱心ヨーガ療法アセスメント半構造化面接の手
　引き（SSIM-YSSMA）で肉体に意識を集中し難いということを受けて、
　⑥ 渇望と ⑨ 新たな境地を見いだせぬことが共に5/5点と高得点であると
　見立てた。その理由は夫の病や長男の事故が心にわだかまっているの
　で、ヨーガ・スートラ誤認知ヨーガ療法アセスメント半構造化面接の手引
　き（SSIM-YSAM）でA有限・無限の誤認知得点が5/5点と高得点で
　あると見立てた。そこでヨーガ療法インストラクション（YTI）としてブリー
　ジング・エクササイズを指導した。それでも集中できずに散漫であった。ま
　た、ヨーガ療法ダルシャナ（YTD）法も加えて、これまでの人生体験を聞き
　取った。それにより、肉親の死去など歓喜鞘次元での不全もスピリチュア
　リティー・ヨーガ療法アセスメント半構造化面接の手引き（SSIM-AS）で
　C得失心の制御力得点が1/5点と低いと見立てられた。同時にまた、バ
　ガヴァッド・ギーター行為力ヨーガ療法アセスメント半構造化面接の手引き
　（SSIM-BGAK）によればD有限・無限の識別力得点が2/5点と低く見
　たれられ、これらが主訴発現の要因であるとYTAできた。それ以降もアイ
　ソメトリック負荷をかけた各種スークシュマ・ヴィヤヤーマ実習をYTIとして
　繰り返し指導するなかで、X年末頃には症状変化（CCC）として身体を感
　じるようになれたようである。X＋1年1月（60歳）から2月にかけて、家
　を火事で失った親族を自宅で世話をしていたことがあった。さらにCCCと
　して、置かれている環境に変化や価値観の変化が認められ、SSIM-AS
　でC得失心の制御力得点が1→2/5点に高まり、SSIM-YSAMのA有
　限・無限の誤認知得点が4→2/5点に改善し、SSIM-BGAKのD有限・
　無限の識別力得点が2→4/5点に改善されたとYTAでき、X＋1年5月

（60歳）頃には悲壮感、憂うつ感がなくなり、明るい表情になった。それを受けてSSIM-YSSMA得点で、⑥ 渇望と ⑨ 新たな境地を見いだせぬことが共に5→2/5点と低下したとYTAし、睡眠障害、早朝覚醒などの症状に波はあるものの処方されていた眠剤がX＋1年9月でなくなった。以下の心理検査は、1回目X年9月、2回目X＋1年5月に計測した。その数値は、1．YG性格検査得点は　抑うつ性16→0/20点、気分の変化11→0/20点、劣等感10→1/20点、神経質7→0/20点と、情緒の安定度を示す要因群のポイントが大きく減少した。また、活動性6→13/20点、思考的外交11→20/20点、社会的外交15→18/20点と、各項目の得点が増加した。同じ性格類型はD型ではあるが項目内容に大幅な変化が見られた。2．sVYASA健康自己判定の変化肉体の健康度18→19/21点、感情の健康度12→21/21点、対社会健康度12→14/21点、自己存在の健康度14→21/21点、合計56→75/84点　X＋3年9月に実施したSTAIでは、特性不安33点（Ⅱ低い）状態不安32点（Ⅲ普通）であり、うつ状態は脱し、SSIM-ASでC得失心の制御力得点がさらに、2→4/5点と高まったとYTAした。

本人の語りに基づく現状報告　前の自分より柔軟になりました。薬は2種類だけになりました。眠剤の処方がなくなり4、5日不安でしたが、娘婿に「お母さん、眠れなくても死にはしないから」の言葉に2、3日したら慣れて大丈夫になりました。掃除機がけも毎日でなく適当にするようになりました。夕食づくりは、夫に協力してもらっています。夫は前より理解を示してくれるようになりました。もともと女が収入を得ることは嫌っていた夫でしたが、今では「お母さんの稼ぎがあったからやれてきた」と認めるようになりました。X＋1年5月、かかりつけのC病院のD先生から歩き方、表情が見違えるように変わったと言われました。今では病院の待合室に居ると自分もこうだったかと違和感があって、ここに居ることが嫌になる感覚があります。ピアノを習い始めました（X＋1年9月）。

3．考　察

本実習者は、過緊張状態が長期にわたり、心身共に疲弊したと思われる。実習を重ね、自分を客観視できるようになった。また、お互いに定年という新たな

ステージで、さまざまな摩擦を乗り越え相手を 慮 る日々の変化も見られるように
なったようだ。日々、短時間のヴェーダ瞑想を実習するように提案し実行してい
るとのことである。ヨーガ療法の実習を始めたことで、今までにもったことのない
時間のなかで呼吸、身体、意識にふれ、本来の自分に少しでも近づけられたもの
と思える。今後も回復に役立つヨーガ療法指導で幸福感を感じてもらえるよう
本実習者と向き合って行きたい。

第5章
歓喜鞘における
ヨーガ療法アセスメント(YTA)と
ヨーガ療法インストラクション(YTI)
～歓喜鞘／我執・心素(チッタ)／忘却された記憶～

1) ヨーガ療法から見た歓喜鞘での発病理論

　この歓喜鞘では特に、過去における以下の無智さが、忘却された記憶となって、生徒／クライアントを無自覚なままに動かす恐れが出てくる。例えば、人間五蔵説と人間馬車説を思いだしてみればわかるように、無智さに由来する否定的な記憶情報が理智に伝えられると、その情報に対する理智の認知の誤り(無常を常と錯覚、不浄を浄と錯覚、苦を楽と錯覚、非我を真我なるものと錯覚すること)が、新たな苦悩を造りだす。こうした記憶からの情報に対する、こだわり、とらわれ、不安、抑うつ感といった、否定的感情からの反応が理智鞘で生じてくるからである。それがひいては10種の感覚器官の乱れ(意思鞘)を生じさせて、さらには呼吸といった自律神経の乱れの原因を引き起こし(生気鞘)、そして最終的には肉体組織・内臓機能の乱れ(食物鞘)が各種心身症・各種精神疾患までをも生じさせる。これが伝統的ヨーガの人間構造論と人間機能論を基にしたヨーガ療法からみた病気の発症理論である。

2) 歓喜鞘におけるヨーガ療法アセスメント(YTA)のための
チェックリスト

　歓喜鞘という人間心理を考えた場合の、最奥の鞘／カバーとして位置づけ

られている本歓喜鞘は、4種の内的心理器官の内の "我執（アハンカーラ）" と "心素（チッタ）" という心理的器官（臓器）が属していると伝統的ヨーガでは言われている。その内の心素（チッタ）は記憶の倉庫として働いており、この記憶の倉庫に例えばトラウマ等の傷ついた記憶がしまい込まれている場合もあるため、そこからの否定的な情報が絶えず "理智／御者" の判断と決定を狂わせることになる。パタンジャリ大師著ヨーガ・スートラ第1章2節では、この心素（チッタ）の働きまでをも浄化／善性優位化することが伝統的ヨーガの修行目的であると最初に明らかにし、以下のように記されている。

ヨーガとは心素(チッタ)の働きを止滅することである。

解説　この "止滅" の技法に関しては、ヨーガ療法インストラクション（YTI）として後述するが、本項ではまず、心素(チッタ)中の忘却記憶の各（善性・動性・暗性優位）状態をアセスメントすることが、ヨーガ療法士にとって必要となる。以下に、そのアセスメントの要点を記しておく。

1：SOC、STAI、sVYASA健康自己判定表等の活用： 実習期間前後の変化確認

参考資料15：SOC調査に関して、以下のa.b.c.の能力の有無を見立てる

　アーローン・アントノフスキー（Aaron Antonovsky）は、第二次世界大戦後、イスラエルに移住してきた全世界からの移民の社会学的調査を実施し、SOC（対処能力感覚Sense Of Coherence調和感覚）チェックリストと呼ばれる健康調査表を完成させている。この健康調査表得点の高い人は、自分で自分の健康を創成する力があると見なされるので、アントノフスキーの理論は "健康生成論salutogenesisサリュートジェネシス" とも呼ばれている。その健康創成理論は、以下の3種の要素が関係しているとされている。

a. 理解可能性：Comprehensibility

　自分の生活環境中で出会う出来事には秩序があり、予測可能であるという

確信。

b. 処理可能性：Manageability

ストレスに適切に対処するためには資源を自由に用いることができ、それによってうまく乗り越えられるという確信。

c. 有意義性：Meaningfulness

ストレスへの対処を有意義なものとして、またはチャレンジとしてとらえ、実際の対処行動へと人を乗りださせる動機づけを意味する。

＊a.b.c.の能力不足をヨーガ療法士が見立てたらSOCチェック表の記入を促して、生徒／クライアントのストレス耐性を調べる。高得点を取った者ほど、ストレス耐性があるとされている。

参考資料16：PTSD判定尺度を判定

以下の精神医学・臨床心理学専門家からの情報があれば、参考にする。

自記式質問紙調査（Impact of Event Scale-Revised version/ IES-R）、PTSD臨床診断面接尺度（面接者記入）

（解説）　これらPTSD／心的外傷後ストレス障害／Posttraumatic stress disorderの調査の場合は、専門家に任せ、その調査結果をヨーガ療法士は聞かせてもらうにとどめるようにすることが大切である。

参考資料17：PTSD症状の3分類

以下の3症状の有無を見立て、精神科医と共同して対応するPTSD症状の3分類　1. トラウマを思いだしフラッシュバックが生じる。夢にも生じる。トラウマ類似のものを見るだけでパニックになる。　2. 麻痺、トラウマやストレスによって引き起こされる健忘で、自分にとって重要な情報が思いだせなくなるという解離性健忘や、あるいは現実感覚を失う離人症様の体験、さらにはトラウマ類似のものを回

避することがある。　3. 過覚醒 (ハイパー・アロウザル：Hyper arousal) があり、いつも緊張し、不眠・イライラ感が強くなる。

　解説　ヨーガ療法士がこれら 1 〜 3 の症状がアセスメントできたら、専門家の指導の下で共同して対処するようにする。

2：失社会症 (社会からの阻害感覚) の有無を見立てる

　自己存在の崩壊を来している人物の場合、対社会的に否定的な想念をその生徒／クライアントは抱くようになり、種々の場面で社会的問題行動を引き起こす。そうした問題の想念と行動をヨーガ療法士は見立てて、その背後にある "忘却記憶" の存在をアセスメントする必要がある。

参考資料18：バガヴァッド・ギーターからみた
　　　　　　　ヨーガ療法アセスメント (YTA)

　バガヴァッド・ギーター第16章　人心の清浄さチェック表より
　以下の各項の有無で失社会症を見立てる。理智鞘の項も参考にしていただきたい。

1 〜 3節：1. 恐れのなさ　2. 心の清浄さ　3. 認知修正努力／智慧のヨーガに専念すること　4. 社会的ボランティア度／布施　5. 制感能力　6. 無智さの自覚度／護摩供養　7. 聖典学習／読誦　8. 努力／苦行　9. 誠実さ　10. 非暴力　11. 正直さ　12. 怒らぬこと　13. 行為の結果の放棄　14. 心の受容能力／調和　15. 他を中傷しないこと　16. 生類への哀れみ　17. 貪欲でないこと　18. 穏やかさ　19. 謙虚さ　20. 落ち着き　21. 気高さ　22. 寛容さ　23. 心の堅個さ　24. 敵意のないこと　25. 高慢でないこと
4節：アルジュナよ。偽善 (ダムバ)、尊大さ (ダルパ)、高慢さ (アビマーナ)、怒り

（クローダ）、粗暴さ（パールシュヤ）、無智さ（アジニャーナ）。以上は、魔的
な資質をもって生まれた者に属するのだ。

5節：神的資質は解脱をもたらし、魔的資質は束縛をもたらすとされる。アル
ジュナよ。嘆くことはない。汝は神的資質をもって生まれているのだ。

> **解説**　上記バガヴァッド・ギーターの記述は、対社会的な肯定的・否定的
> な心理作用に言及している。これらの心理作用と行動様式は理智鞘次元の
> 機能であるが、しかし、その心理機能の背後に種々の忘却記憶が潜んでいる場
> 合も考えられる。それをヨーガ療法士はアセスメントしながら、生徒／クライア
> ントに対応する必要がある。

3：記憶機能チェックリスト：
（瞑想実習時に必要とされる）過去のある時点での記憶再認知

　本歓喜鞘における記憶の浄化を果たすためには、生徒／クライアント自身が
忘却されている記憶を顕在化させて、善性優位の“理智”基準に則って記憶
の再認知を試みなければならない。ヨーガ療法士は生徒／クライアントが自分
で行う忘却記憶に対する自浄努力を指導し、助力する必要がある。

　知性／感性機能・客観視力ヨーガ療法アセスメント半構造化面接の手引き
（SSIM-AISO）を理智鞘の章でも紹介しているので、参照していただきたい。

　本歓喜鞘でのヨーガ療法指導の中心になるのは、いわゆる瞑想指導である。
そうなると、記憶をたどりながらの生徒／クライアント自身による記憶浄化実習
が必要になる。しかし、生徒／クライアントは、瞑想実習などの訓練を受けてい
ないため、忘却されている記憶を思いだすことに困難を感じたり、さらには記憶
として心素（チッタ）内に押し込めたまま思いだしたくない記憶もあるはずであ
る。それらの記憶を徐々に引きだしては、新たな認知を加える作業が必要であ
る。また、思わぬトラウマの表出にもつながる恐れのある心理作業ゆえに、ヨー
ガ療法士は細心の注意をもって生徒／クライアントを指導しなくてはならない。

必ず、精神科医師等、専門家と共にチーム医療として、こうしたヨーガ療法指導
に当たる必要がある。

4：失自然症（生きる意義の喪失）の有無を見立てる

　生きる意義が見いだされず、生きる目的を見失い、自己存在の崩壊を招いて
いる人の場合、感覚の満足だけに走り、依存症傾向が出てきて、刹那的な生活
習慣が見られるときがあると言われている。ヨーガ療法士は、こうした生徒／ク
ライアントの心理傾向をアセスメントする必要がある。以下に、1300年前に
多くの聖典の解説書を残したインドの聖師シャンカラ・アチェルヤ大師が書き
残した、聖典ヨーガ・スートラの解説文の一部を紹介する。

参考資料19：シャンカラ・アチャルヤ大師著　ヨーガ・スートラ解説
**　　　　　（yogasutrabhasyavivarana）の、第1章1節　解説より引用**

　ヨーガに関して先の（アーユルヴェーダ）医学の分類と同様に四組の説
明をするとすれば、以下のようになる。

*1. 克服すべきこと（病気）とは、苦悩に満ちた輪廻転生（サンサーラ）で
ある。*

（**解説**）　7世紀にインドに生きた聖師シャンカラ大師は、パタンジャリ大師著
　　になるヨーガ・スートラを聖師ヴィヤーサが解説した書に、さらに解説を加えた
　　書（yogasutrabhasyavivarana）を書き残している。そのヨーガ・スートラ解
　　説書にあって聖師シャンカラ大師は、私たち人間がこの俗世に生まれ落ちたこ
　　と自体が病気であると言うのである。なぜならば、無智さという病気があった
　　ので、この俗世に生まれ、その無智さを克服する機会が与えられたのであると
　　されるからである。この俗世に輪廻して転生してしまったこと自体が病気／克
　　服すべきことなのだと言うのである。従ってこの聖師シャンカラ大師の言に従
　　えば、ヨーガ療法士も生徒／クライアントも共に、それぞれの立場にあって無

智さを克服する努力を、今生でしなくてはならないということになる。ヨーガ療法士は癒やしの努力を、生徒／クライアントは自制の努力が、今生での生きる目的になる。

2. その原因とは、無智(アヴィディヤ)に起因する「観るもの」と「観られるもの」との混同である。

（解説）　なぜに無智であったかと言うと、"観るものと観られるもの"との混同があったからと聖師シャンカラ大師は言う。すなわち、ヨーガ哲学で言うと、"観るもの"とは真我／生命原理であり、"観られるもの"とは俗世に存在するすべての事物と、私たち自身がもつ人間の五蔵である。これら万物を我が物、自分自身と誤認知する無智さを私たち人間は今生で修正して、俗世から自分自身を解放させて脱しなくてはならない、すなわち解脱しなくてはならないと、聖師シャンカラ大師は言っているのである。

3. その苦悩からの解放とは、それら両者が別のものであると知る不動（アヴィプラヴァ）の絶対的な智慧である。

（解説）　俗世から解放されない限り私たちは、俗世の変化に取り込まれて苦悩し続けねばならない。上記の二者を常時識別し、分別し、区別し、弁別できる智慧を、ヨーガ療法士も生徒／クライアントも身につけねばならない。その智慧の獲得法の1つが伝統的ヨーガ修行であり、ヨーガ療法実習なのである。

4. その識別智（ヴィヴェーカ・キャーティ）が現れると、無智が消え去る。そして無智が消え去れば、そこで観るものと観られるものとの混同が完全になくなり、これが独存位（カイヴァルヤ）と呼ばれる解脱の境地なのである。この独存位（カイヴァルヤ）とは医学における"完全に健康な状態"に対応するものであり、これがヨーガの目的たる解脱なのである。

> 解説　かくして解脱の境地に達した者の場合は、俗世の一切に依存しなくなり、変化に引きずられなくなる。そして、これが"独存の境地"と呼ばれる、全く依存のない意識状態である"独存位"であり、この"完全な健康状態"が伝統的ヨーガ修行とヨーガ療法実習によってもたらされると聖師シャンカラ大師は明言している。これがヨーガ療法指導とヨーガ療法実習の目的地ということになる。

参考資料20：スピリチュアル(宗教的)に不健康／健康な 人間の見立て

　インドのニューデリーにあるアポロ病院のDB.ビスト博士は、以下のようなスピリチュアル(宗教性)による人間分類を発表している。(Dr D B Bisht Director, Medical Education Research, Indraprastha Apollo Hospital, New Delhi, India.)

スピリチュアル(宗教的)に不健康／健康な人間の概念

a)　*＜欲深である。自分に属さぬものを他人から取ろうとする＞VS*
　　＜物に執着しない＞

b)　*＜暴力的である＞VS＜非暴力・友好的＞*

c)　*＜失うことを恐れる＞VS＜失うことを恐れない＞*

d)　*＜懐疑的である＞VS＜信じる力がある＞*

e)　*＜怒りなどに執着している＞VS＜感情に左右されない＞*

> 解説　解脱の境地に達したか否かは、ビスト先生が言うように、他との調和ができているかどうかで容易にアセスメントできる。上記のアセスメント基準を、ヨーガ療法士は、生徒／クライアントの宗教性／霊性判定に活用すればよい。スピリチュアリティー・ヨーガ療法アセスメント半構造化面接の手引き(SSIM-AS)の判定表が作られている。このアセスメント表はヨーガ療法士

自身が記すものであり、詳しくは一般社団法人日本ヨーガ療法学会にお問い合わせいただきたい。

　生徒／クライアントさん自身が記すヨーガ療法の各種アセスメント表作成作業も、ヨーガ療法関係者と大学の心理専門家との共同作業で、2015年から開始されている。

5：アーユルヴェーダからのアセスメント

　内科医チャラカは、アーユルヴェーダ治療の最終目的はクライアントを"解脱の境地"に導くことであるとしている。それは現代ストレス社会において精神の内奥まで傷ついている生徒／クライアントの精神性を根本から癒やす上で、現代医学・心理学の観点からしても考慮に値する概念だと思われる。以下の参考資料で紹介する。

参考資料21：治療の最終目標について
チャラカ本集第4篇1章より引用

94～97節：究極の治療とは誘惑を感じなくさせることである。災難の最大の原因は誘惑であり、（肉体の）諸災難の在処(ありか)と、すべての誘惑からの解放は、すべての災難を取り除くことになるのである。カイコが糸を紡ぎだして最後には死に至るのと同じく、愚者と慢性的に病気である者とは、感覚器官の諸対象物から誘惑をつくっているのである。賢い者で身を焦がすような感覚器官の対象物を認知して、それらから身を離せる者は、災難の始まりと災難を招くこともなく、災難に見舞われることもない。

解説　現代の生活習慣病に冒されている人々に向けて書かれたのかと思えるほどの、内科医チャラカの教えである。私たちもよく知っているが、生徒／クライアントは自分の体に悪いものほど大好きである。だから、さらに心身を病ませることもある。この心理のあり方を内科医チャラカは本節で言っている。

では生徒／クライアントは、なぜ自分にとって悪いとわかっているのに、誘惑に勝てないのか。それは、本節の歓喜鞘で働く心素(チッタ)のなかにある、"記憶／サンスカーラ"から引き起こされてくる誘惑だとされている。愚者は、感覚器官を狂わせる誘惑を克服できるほどの知性と感性の鋭さと強さを、もち合わせていない。つまりヨーガ療法的に言えば、内的心理器官の1つであり、人間馬車説における10頭の馬／感覚器官を操る御者"理智／ブッディ"の賢さを欠いている。伝統的ヨーガであるラージャ・ヨーガを行じるのも、理智の働きを強化させる1つの方法であり、生徒／クライアントには、その心身能力においてラージャ・ヨーガ的ヨーガ療法を指導する理智教育を施すのである。

99節：健全と不健全を識別すると同様に、永遠と有限を間違って識別し固着していることは、本来は正しく認知する知性の働きが混乱していると考えられる。

（解説）　理智鞘の項でも解説したように、無智さに覆われた理智は、多くの誤認知を犯す。こうした生徒／クライアントの誤認知をアセスメントして、ヨーガ療法士は伝統的ヨーガの智慧を伝え、種々のヨーガ療法技法を指導する理智教育を通して、生徒／クライアントを教え導くヨーガ療法インストラクション(YTI)に当たるのである。

130〜131節：諸感覚器官と諸対象物とが幸不幸の原因ではなく、諸感覚器官があるとしても、（論理で証明されるように）4組からなるそれらの使用法が原因なのである。4組の使用法が原因であるからして、諸感覚器官を使用しなければ幸不幸はないのである。

（解説）　本来、感覚器官は心身の外向きの働きに関係している。10頭の馬たちはいつも身体外を見ているが、しかし、そうした傾向を遮断して、身体内からの諸情報に意識を向ければ、それまでの過剰に外向きの意識状態が誘発していた心身相関諸症状も改善されないはずはない。この手法を、ヨーガ療法士は生徒／クライアントに指導するわけである。

**138〜139節：幸・不幸は真我が、諸感覚器官と意思と感覚の諸対象物と結び
つくことで生じてくるが、しかし意思が不断に真我と結びついていれば、その
人物が感覚対象物と結びつかず、超意識状態が生じてくるので、幸不幸は存
在しなくなる。聖仙たちはこの意識状態を"ヨーガ"と呼んでいる。**

> **解説**　内科医チャラカは本節で"ヨーガ"について言及している。すなわ
ち、生命原理である真我からの純粋な意識作用が、諸感覚器官や意思や理智
といった各種心理器官を"諸対象物と結びつく"外向きに働かせないようにで
きれば、それが"ヨーガ"の状態であると内科医チャラカは言う。これは5世
紀にあって聖典ヨーガ・スートラの解説書を残したヴィヤーサ大師も、以下の
ようにその解説書（Viyasavasha）中に記している。「**しかし、心素（チッタ）が
専念した状態で、実在する対象をありのままに照らしだし、諸々の煩悩（クレ
シャ）を消滅させ、行為（カルマ）の束縛を解き、心素のすべての働きを止滅
させようとするときには、その対象の意識を有している（サムプラジナータ・有
想）ヨーガ（三昧）であると呼ばれている**」。すなわち、ヨーガ経典中でも「ヨー
ガと三昧」とは同義語として使われ、外界の事物に一切引きずられない最高の
専念状態とされている。この意識状態が私たちをして、幸不幸を超克させてく
れる秘訣であり、これがヨーガ療法士の指導の核心になっているのである。

**142節：モークシャ（解脱）は動性・暗性が劣位になることで可能になり、それは
過去の諸業の力を越えることであり、あらゆる執着（の諸原因）からの解放に
もなる。これはまた、転生からの解放とも言われている。**

> **解説**　生徒／クライアントの心身状態を完全な健やかさに導こうとしたら、
ヨーガ療法士は生徒／クライアントの心理を善性優位な心理に導くことが必
要である。その状態にあっても、三種の徳性（グナ）の内の動性・暗性は、なく
なりはしないと言われている。内科医チャラカはこうした伝統的ヨーガ哲学を
解説すると共に、善性優位の意識状態で眼前に生じる過去の業の結実してき
たであろう何事に対しても、心乱さずに1つひとつ克服していれば、それはすべ
て過去の業の克服につながると言う。過去の行為からの離脱は、今現在の行
為にかかっているというのが、伝統的ヨーガの考え方である。インド人たちは

それができれば、二度と再びこの俗世という苦界に身を落とす必要がなくなるとも信じているのである。

143 〜 146節：聖賢たちと交わり、愚者をさけて、断食や他の戒律を順守し、聖典を学び、理解力があり、独居を好み、俗世の快楽に因われず、解脱の境地を求め、しっかりと自制し、行為に縛られず、過去の諸業を克服し、無執着の性行を有し、自我意識から解放され、執着の怖さを悟り、心身の相互作用に集中し、哲学真理を熟考する。以上の性行は（解脱の境地へと導く）真理を悟ることから生じてくる。

解説　本節で、内科医チャラカは“解脱の境地へと導く真理を悟る性向”の涵養法について言及している。伝統的ヨーガの導師ならいざ知らず、医学の専門である人物がこうした精神性の完成法に言及しているところが、アーユルヴェーダが心身相互の完全性をめざす生命の医学であることがわかる。ヨーガ療法士自身も本節にあるがごとくの生活を送り、なお且つ生徒／クライアントに対しても精神性の高みへと導けるようにせねばならないのである。

150 〜 151節：解脱に達した聖賢たちは、それが唯一の方法であり転生することがないと言っているが、真理解悟の力である。この方法がヨーガ行者たちはヨーガであると言い、諸徳行に精通している学者たちも同様に言い、解脱した者たちが解脱の道であると言う。

解説　内科医チャラカは、究極の健康は“解脱の境地”であるとしている。これがヨーガの境地であり、ヨーガ療法士と生徒／クライアントとが共に、そこに達しようとする意識状態なのである。そのためにもヨーガ療法士もそして生徒／クライアントも、単に心身疾患の諸症状をなくすことを目的にするのではなく、諸症状消失の暁には、次に伝統的ヨーガ修行により、高位の精神状態をめざす実習法を開始せねばならないのである。

152〜153節：依存と有限なるものに起因するすべてが苦悩（の原因）である。つまり、真我に関係していず、真理が悟られるまで自我への誤った思いがそこにある。しかし、その意識状態から"私はこれ（肉体）ではない""これ（肉体）は私ではない"という真理を悟る者は、万物を超越する。

　解説　私たちは人間五蔵説にある"五蔵"を自分自身だと誤認知する。これがすべての「**依存と有限なるものに起因するすべてが苦悩（の原因）**」なのである。これらの思いを客観視して鎮める心理作業を、伝統的ヨーガでは瞑想修行／綜制／サンヤマと呼んで、ヨーガ行者たちは修行しているのである。ヨーガ療法士と生徒／クライアントは共々に、その修行に励まねばならない。

154節：この究極の解脱の境地では、私たちの意識と知識と認知とから生じてくる諸原因と共にあるすべての感覚作用が、完全に止滅される。

　解説　内科医チャラカは究極の意識状態にあっては、私たちの"知識と認知や感覚作用"がすべて止まって滅せられていると言っている。正にヨーガ哲学が明らかにしていることと同じことを言うのである。内科医チャラカはヨーガ行者、特に聖師パタンジャリでもあったのかもしれない。

　ここまで、内科医チャラカが説く"人間存在の完全なる健康状態"について述べさせていただいた。ヨーガ療法士はこれらアーユルヴェーダのアセスメント法も活用して、生徒／クライアントを究極の健康状態にまで導くのである。

　以上、極簡単にではあるが、本歓喜鞘においてヨーガ療法士が行うヨーガ療法アセスメント（YTA）について紹介した。詳しくは一般社団法人日本ヨーガ療法学会にお問い合わせいただきたい。

3) 歓喜鞘でのヨーガ療法インストラクション（YTI）／ 指導理論

　伝統的ヨーガでは以下のごとくに、自制が自己の根本存在にたどり着く秘訣であるとされている。自制こそが俗世からの"解脱"なのである。シヴァナン

ダ・ヨーガ修道院のスワミ・クリシュナナンダ師も、既述したように、ヨーガの認知論において、以下のように言っている。

　自己制御こそ真我の悟りである。

4) 歓喜鞘の浄化法・指導法

　人間五蔵の最内奥にあるこの歓喜鞘を浄化する指導法は、主に心理教育／瞑想指導になる。特に瞑想の実習法には、既述したように、以下の2種類がある。すなわち、ヴェーダ瞑想とラージャ・ヨーガ瞑想である。ヴェーダ瞑想とは、与えられた主題を聴聞(シュラバナ)し、その内容を熟考(マナナ)する瞑想法(169ページ参考資料22参照)であり、ラージャ・ヨーガ瞑想とは、ヨーガ療法では一般の人向けには体内外を出入りする息への意識化や心臓の鼓動等を意識化(169ページ参考資料23参照)させる実習法とされている。

　さらに、この歓喜鞘では、4大ヨーガ理論の理智教育も大切である。すなわち、ギヤーナ・ヨーガ、バクティ・ヨーガ、カルマ・ヨーガ、ラージャ・ヨーガにおける、それぞれの考え方を言語によるヨーガ療法ダルシャナでヨーガ療法士は生徒／クライアントに伝え、同時に生徒／クライアントの価値観をアセスメントしつつ、生徒／クライアントのもつ価値観の欠陥を意識化させるのである。その上でさらに、瞑想指導をして生徒／クライアントがもつ自己の忘却記憶を客観視させて、記憶への認知の修正を図るのである。

　以上が、心身両面のセルフ・コントロールの体得を可能にさせる方法である。そこから肉体的・精神的・社会的健康のみならず、スピリチュアル／宗教的な健康も含む、完全なる健康(解脱)の形成をこの鞘で実現しようと試みるのである。それでは以下に、ヴェーダ瞑想について書かれた古ウパニシャッド聖典の記述を再度、簡単に紹介する。

参考資料22：ブリハド・アーラニャカ・ウパニシャッド／
ヤージナヴァルキァ夫妻の対話　第5章より引用

6節：マイットレーイーや。真我こそが眼にされるべきであり、耳にされるべきで
あり、考えられねばならぬのである。真我（アートマン）をみとめ、耳にし、熟考
の対象にするときに、一切は悟られ（意識化され）るのである。

解説　紀元前千年には成立していたとも言われる古ウパニシャッド聖典の
なかで、最も大部であるこのブリハド・アーラニャカ・ウパニシャッド中には、す
でに以下の瞑想技法が紹介されている。すなわち、1. シュラヴァナ／聴聞
2. マナナ／熟考　3. ニディディヤーサナ／日常での瞑想であり、その後に4
としての悟りが予定されている。こうしてヨーガ行者たちは古来、この世の真
理を、これら4段階の瞑想修行を介して悟っていったのである。かく言う私も
ヒマラヤ山中にあって、私と瞑想行に臨むときに導師スワミ・ヨーゲシュワラナ
ンダ大師様は、瞑想の前に必ず長い講話をされて、私たちに聴聞（シュラヴァ
ナ）させた。その題材をもって私に熟考（マナナ）させる瞑想指導を早朝と夕
方の、日に2回繰り返して行い、さらにアシュラム／修道院生活ではそれらの熟
考結果を活かしての生活が繰り返され（ニディディヤーサナ）、多くの宝のよう
な悟りを得る（ギャーナ）指導が行われていた。このような古来のヴェーダ瞑
想を生徒／クライアントでも実習しやすく、また生徒／クライアントの心身状態
に合わせた主題を選んで、ヨーガ療法士はヨーガ療法指導しているのである。

参考資料23：パタンジャリ大師著　ヨーガ・スートラ第1章／
ラージャ・ヨーガ瞑想より引用

パタンジャリ大師著聖典ヨーガ・スートラには、この歓喜鞘に属する内的心理器
官である心素（チッタ）の浄化法が列記されている。それを以下に少し詳しく紹介
する。古来、伝統的ヨーガは人間心理最深部までの浄化を実現できる心理療法
であることがよくわかるはずである。

2節：ヨーガとは心素(チッタ)の働きを止滅することである。

（解説）　本節では、ヨーガとは忘却されている記憶までを浄化させる心理浄化法であることを言っている。そのための具体的技法の数々が、以下の33節から紹介されているが、そのいくつかをここに紹介する。これらの技法は、いずれも言葉だけでは実習不可能であり、学会認定のヨーガ療法士の指導を受けていただきたい。

33節：他人の幸福(スッカ)、不幸(ドゥッカ)、善行(プンヤ)、悪行(アプンヤ)に対するそれぞれの慈(マイットゥリ)、悲(カルナー)、喜(ムディタ)、捨(ウペクシャ)の態度を養うことは、心素(チッタ)を清浄にさせる(プラサーダナ)。

（解説）　このパタンジャリ大師著になる聖典ヨーガ・スートラは、ラージャ・ヨーガの経典としてもよく知られている。ラージャとは王様のことであり、伝統的ヨーガのなかにあって他のすべてのヨーガ技法を含んで教えているので、このヨーガ・スートラは王道のヨーガ／ラージャ・ヨーガと呼ばれるに至っている。そして本節では、いわゆる“カルマ・ヨーガ”の心理浄化法を教授している。すなわち、他人が幸せ（スッカ）にしていたら共にその幸福感を倍加させるように祝ってあげろ（マイットゥリ）。他人が悲しんで（ドゥッカ）いたら、悲しみを分かち合え（カルナー）。他人が善き行いをして（プンヤ）評価されたら共に喜べ（ムディタ）。悪しき行為（アプンヤ）を自分にしてきても忘れろ（ウペクシャ）と言うのである。こうした日々の行為／カルマを行う人物の心に浄化された記憶が蓄積されていくわけである。伝統的ヨーガもヨーガ療法も、普段の生活態度が重要なのである。

34節：あるいは息を吐き(プラッチャルダナ)、息を止める(ヴィダーラナ)ことで、心素を清浄にさせる。

（解説）　8段階のラージャ・ヨーガ修行法のなかにあって4段階目にあたる“調気法”もまた、記憶の浄化につながることを本節では明らかにしている。私たちも実際に過去の体験に引きずられているPTSD患者や、反対に未来への不安を抱える広場恐怖等の罹患者にヨーガ療法指導をしてきているが、いず

れもヨーガ療法実習の効果が明らかになっている。その指導の中心技法の1つが本節で説かれる“調気法”である。この調気法が過去や未来への不安を払拭させる奏功機序（治るメカニズム）は、調気法の実習では“今ここ”に心を集中させないと実習不可能であり、こうした精神集中ゆえに、調気法実習は理智のトレーニングになっているからである。この理智のトレーニングによって、不安に満たされた心が浄化されもするのである。

37節：あるいは愛着（ラーガ）を克服した人物を思念の対象としても、心素（チッタ）が動かなくなる。

解説　俗世の諸事に対して愛憎の思いをもたなくなっている人物の精神は、私たち俗人の手本となりうる。そうした手本を見習うようにして生きれば、いずれは自分自身も愛憎の記憶を心素（チッタ）に蓄積しなくなり、記憶の倉庫としての心素（チッタ）は浄化される。伝統的ヨーガもヨーガ療法も、こうした心理的なセラピー技法なのである。

38節：あるいは夢眠状態（スワプナ）や熟眠状態（ニドラー）から生ずる智慧（ジュナーナ）によっても、心素が動かなくなる。

解説　伝統的ヨーガ哲学では、人間心理を4段階に分類している。すなわち1. 覚醒状態（ジャグラート）　2. 夢眠状態（スワプナ）　3. 熟眠状態（スシュプティ）　そして4. 第4の意識状態（トゥリヤ）の4段階である。その内の夢眠・熟眠の意識状態を客観視するのである。すなわち、“今、こんな夢を見ている”“今、夢を見ていない”“昨夜は全く夢を見なかった”といった体験を、現実に私たちはしているが、これは私たちの心理作用のなかで、たとえ私たちが夢眠・熟眠状態になっていても、常に私たちの心理作用を照らし観ている存在が、私たちの内奥に存在していると考えられるのである。こうした内奥の意識をもって伝統的ヨーガでは、覚醒状態や睡眠の状態を問わず、常にこの世の諸事から私たちの心を引き離し、離脱・解脱させることを重視している。そのための心理のセラピーとして、ヨーガの諸技法が今日までの数千年の間、教授され続けてきているのである。その1つが次の瞑想法になっている。

39節：あるいは自分に適した静慮（ディヤーナ／禅那／瞑想法）によっても、心素は動かなくなる。

（解説）　いわゆる瞑想法とは決して、唯座っていればよいわけではない。無心さを造りだすことは大切であるが、その前に実習者がしなくてはならないことがたくさんある。

　インドのヒマラヤで私たちが導師について何年にもわたり日々瞑想修行に当たるときも、伝統的ヨーガの瞑想技法の数々が教授され、その数百〜数千にも上るそれら瞑想技法のどの技法を自分自身が行じたらよいかは、その都度、師匠との言語によるカウンセリング／ダルシャナ／接見の場で教授される。その修行の成果もそうしたダルシャナの場で導師／弟子間で確認されて、さらなる瞑想技法が教授されるのである。私自身もそうした指導の下に何年にもわたって私の導師スワミ・ヨーゲシュワラナンダ大師様から教授される瞑想技法を学ばせていただいてきた。導師は実習者の心理状態をアセスメントして、瞑想技法を選んで教えるのである。

　ヨーガ療法指導においても、この伝統的ヨーガ指導と同じ手法が採用されている。こうした瞑想指導という心理療法技法が、ひいては忘却記憶を浄化していくが、実際の実習に際しては、認定ヨーガ療法士の指導に従っていただきたい。

　以下のヨーガ・スートラ第2章においては、瞑想行法の奏功機序が明らかにされているので、そのいくつかを紹介したい。

ヨーガ・スートラ第2章

10節：これらの微細な諸煩悩は、行者の意識がそれらの原因へ帰滅することによって除去することができる。

（解説）　本節で言われる諸煩悩とは、1. 無智　2. 自我意識　3. 愛着　4. 憎悪　5. 生命欲の5つであるが、これら諸煩悩を除去するには、それら

煩悩が生じてくる大本の原因に意識をもっていって、その原因を理解すれば、それらの煩悩は克服できると、ヨーガ・スートラの著者であるパタンジャリ大師は言っている。この、"行者の意識を原因に帰滅させる"のは、伝統的ヨーガの瞑想技法であり、言わば現代では認知療法と呼ばれる心理療法が目指すところと同じと言っても差し支えない。煩悩の基になっている意識作用を改めて意識化し、新たな認知をし直すことが、諸煩悩の克服法になると、伝統的ヨーガでは数千年前から言われている。すなわち、不健康な心理作用がそこから出てくる原因を探しだし、その心理に新たな認知を加えて健やかな心理にさせてしまうのが、ヨーガ療法なのである。その実際の実習法は、学会認定ヨーガ療法士の指導を受けていただきたい。

11節：**それら諸煩悩の活動は、静慮（禅那／ディヤーナ／瞑想）によって除かれねばならない。**

（解説）　不健康な心理作用に対して、本節では、**"静慮（禅那／ディヤーナ／瞑想）"**によって対処せよと言っている。煩悩の滅却には、瞑想の心理療法をもってしろというわけである。何故ならば、ディヤーナ／禅那と呼ばれる伝統的ヨーガ行法は仏教の開祖ゴータマ・仏陀もそうしたように、足を組んで座し、肉体の存在を忘れ、呼吸作用も忘れて、あとは自らの心理作用のみを対象にして伝統のヴェーダ瞑想を行い、忘却されている記憶の数々に新たな認知を加えていく作業となるからである。こうした自ら行う心理操作が、伝統的ヨーガの修行であり、現代のヨーガ療法の心理療法となっているのである。

12節：**諸々の煩悩（クレーシャ）に起因する行為の種心（カルマーシャヤ）の数々は、今生と来生におけるすべての体験を生じさせる。**

（解説）　人間五蔵説における心素（チッタ）が属する歓喜鞘は、五蔵の内の最も内奥にある鞘であるが、そこにすべての記憶が蓄積されている。心素

（チッタ）は記憶袋であり、従って、煩悩の源にある種々の不健康な記憶もこの鞘中にあり、時々にいわゆる“種心（動機／カルマーシャヤ）”となって、種々の行為をさせる心理作用をわき上がらせてくる。こうした不健康な動機が常に働き続けている限りは、その人物はあらゆる心理作用にその動機が働きかけて、種々の愚かしい行為に駆り立てられる。これが、**“今生と来生におけるすべての体験を生じさせる”**結果となる。それゆえに、煩悩の原因たる忘却されている記憶を再認知して、健やかな認知に変え、無智さの人生から脱却させるのがヨーガ療法士のヨーガ療法指導になるのである。詳しくは、認定ヨーガ療法士の指導を受けていただきたい。

16節：*いまだ生じてこぬ苦悩（ドゥフカ）は、除去し得る。*

(解説)　かくして内心にあって不健康な動機となっている記憶が新たに健やかな認知に変えられれば、無智さを除去できるだけでなく、将来に発生してくるであろう諸煩悩も除去し得るというわけである。伝統的ヨーガの瞑想法は、現代では瞑想のヨーガ療法として活用できるのである。しかし、人の内奥には思いもよらぬ忘却記憶があって、そうした記憶を不用意に思いだすことは勧められない。あらかじめ、どのような忘却記憶が意識化されようとも、実習者はそれを冷静に客観視できる力を体得しておく必要がある。そのために、ヨーガ療法指導では、肉体次元の意識化であるブリージング・エクササイズ技法から実習が開始され、次いで呼吸を客観的に意識化して制御させる調気法を実習させて、客観視の底力を生徒／クライアントに体得させ、その上で本節のような瞑想行法実習へと指導するのである。

17節：*除去されるべき苦悩の原因は、観照者と被観照者との結合である。*

(解説)　本節には“観照者と被観照者”という概念が出てくる。これら両者については、すでに理智鞘の章でも解説しているので、参照していただきたい。俗世という被造物のすべて、人間五蔵のすべてを客観視して自らの

存在と引き離しておけば、あらゆる苦悩の原因は除去されるというのである。煩悩の発生の原因は客観視不能にあり、現代人にあってもこの伝統的ヨーガの言うようにヨーガ療法実習によって、自らの心理作用の根っこを自分で自覚して、新たな認知を加える心理療法を自らが自らに施せばよいのである。これが現代におけるヨーガ療法指導であり、実際のヨーガ療法実習では認定ヨーガ療法士の指導を受けるようにしていただきたい。

23節：観照者と被観照者との結びつきは、観照者が自己の本性を悟ることと、観照・被観照、両者に宿る力を展開するためである。

解説　なぜこの世に観照・被観照が分かれて存在するのか、例えばなぜ善人や悪人がいるのか、永遠存在と有限存在があるのか、肉体や心という変化して止まないものがあるのか、多くの疑問が残る。しかし本節では、その理由として"両者に宿る力を展開するためである"とされている。悪人がいるから善人でいるよう努める人もいるし、有限なものに囲まれているので永遠存在を求めようとし、変化する肉体や心があるので不動なる存在になろうと努力する。いずれも生きる力を展開する材料になっているからと、聖典は言う。かく言う私たちもこの世の変化に翻弄されて苦しみ悩むから、そこからの脱却を願って伝統的ヨーガやヨーガ療法を実習するのであるから、私たちの内に宿る力の展開を図っていると言える。ヨーガ療法士は生徒／クライアントの心に熱意の火を灯させて、苦悩からの脱却を生徒／クライアント自身の力で行わせるように努力させるのである。

24節：この結びつきの原因は、無智（アヴィディヤ）である。

解説　現代はストレス社会と言われていても、ストレス疾患に罹患する人と、そうでない人がいる。それは外界の変化という"観照者と被観照者との結びつき"に心奪われるという、両者の結びつきを生徒／クライアントが自分でストレスを造り出しているからである。例えば依存症の人たちは、依存

の対象という被観照者と深く結びついて、それらと自己存在とを同一視して離れられなくなっている。ここから苦悩が始まるのであるから、その心理状態は"無智"なのである。現代人の多くは、それぞれの程度でこうした状況下に置かれている。私たちは、自分を中心にして"客観視されるものと客観視する自分"とをきっちりと識別することが大事である。この万物に対して意識化を上手にさせる技能を教えるのが、ヨーガ療法士の仕事なのである。

25節：無智がなくなれば、両者の結びつきもなくなる。これが捨て去ること（ハーナ）であり、観照者の独存（カイヴァルヤ）である。

解説　究極の健康状態のことをインドでは"スヴァスタ／ Sva ＋ Stha ／自己存在／真我に留まる"と呼ぶことは既述している。このスヴァスタなる語は西に伝播してペルシャ語ではハスタになり、英語ではヘルスになったと言われ、Healthの語源はインドのサンスクリットの造語"自己存在に留まる"ことなのである。他に依存せず、独存の意識状態が究極の健康／ヘルスなのである。

26節：不断の弁別智（ヴィヴェーカ・キャーティ）が、捨て去るための手段である。

解説　25節の究極状態にあるためには、絶えず"真の自己存在"を識別／弁別／区別して、その存在と自己像を重ね合わせる努力が必要である。ヨーガ療法士が生徒／クライアントを指導する際には、観照・被観照の区別／識別／弁別の智慧を得てもらうようにヨーガ療法指導する。

以上、ラージャ・ヨーガの経典、ヨーガ・スートラに記されてあるヨーガ療法アセスメント（YTA）とヨーガ療法インストラクション（YTI）の基本概念を解説した。

5) 歓喜鞘における有害事象・発生防止心得

　以下には、ヨーガ療法指導における注意点を列挙してある。一般のヨーガ指導者も改めて、ヨーガ療法の基礎から学び、自己存在の根底から病んでいる人々にも、社会貢献としてのヨーガ療法指導ができる指導者になっていただきたい。

● ヨーガ療法士から無用な個人情報を生徒／クライアント／実習者に尋ねない。

● ヨーガ療法指導は座法や調気法から開始し、不用意に瞑想指導に入らない。

● ヨーガ療法指導に際し、瞑想実習を嫌がったら無理には勧めない。

● 歓喜鞘の内容に触れるような内省を拒否する実習者もいるので、無理強いしない。

● 別に瞑想の座を組ませなくても、椅子を使用してもかまわない。

● 指導は初級・中級・上級に分けて、調べやすい「過去の肯定的調べ」から開始するように、指導する。

6) 歓喜鞘関連事例

　それでは以下に、歓喜鞘関連の症例報告数種を、1つにまとめた創作事例を紹介する。ヨーガ療法が臨床の場面で指導される実際を知っていただきたい。本症例は、教育教材用に典型的な数症例を脚色して創作されたものである。

創作事例6：アルコール多飲による不安症状に対する
　　　　　　ヨーガ療法指導報告

ヨーガ療法研究所　用賀太郎

1.　はじめに

　人は幼少時の記憶に終生、影響されることがある。特に、その忘却記憶が自己否定的なものの場合、成人後でも自己肯定感をもてずに苦しむ人もいる。育った家庭環境と学校生活のなかでもってしまった自己否定感を記憶のなかにもちつつ社会生活を苦しみながら続けていた女性が、たまたま読んだ本のなかでヨーガがトラウマ克服の助けになることを知り、ヨーガ療法士の指導によって、そのトラウマを克服できたので、ここに報告する。

2.　症　例

実習者　35歳　女性 152cm 48kg　派遣社員

主　訴　アルコール大量摂取　人の目が気になる　突然恐怖が襲う
　　激しい疲労

家族歴　父：（73歳）時に胃癌で死去　母：（70歳）高血圧、冠動脈狭窄症

診断名　なし

既往歴　（24歳）自律神経失調症（30歳）不眠症（1年間、エチゾラム錠
　　0.5mgを服用）

生育・生活歴　銀行員の父、サービス業の母の家に誕生。父はお酒を飲んで
　　帰ってくると母親に大声で怒鳴り暴力するため、父親が居る間は気が落着か
　　ない生活を送る。2人兄弟で、明るく活発だが、我が強く、自分の意見が通
　　らないと怒ってしまうような起伏の激しい子どもだった。専門学校を卒業後、
　　他県の会社に事務職で就職。挫折を繰り返しながら働き始めたが、その直
　　後に妊娠、出産、結婚。離婚を機に、帰郷。本実習者の母と3人暮らしが
　　始まる。その後、仕事をしながら子どもを育てる生活を続ける。

現病歴　X-23年（12歳）小学校で仲のよかった友人から無視される。誰
　　にも相談できず自分がいなくなればよいと思い始める。X-21年（14歳）

引っ越しを機に学校が変わり新しい友人ができるが、いつか裏切られるという不安が頭から離れない。Ｘ－15年（20歳）事務職の会社へ就職し新しい人間関係を構築する際、自分の本音は言わず明るく楽しい人物を作りあげる。陰口を言われているかもしれないという不安から腹部を傷つける自傷行為が始まる。Ｘ－7年（28歳）離婚のため、帰郷。子育て、親との同居、経済的、将来の不安などさまざまなストレスを抱え、幼少の頃からの起伏の激しさが増す。日々疲労感、倦怠感、自責の念に駆られていた。お酒を飲んで家族に当たることが直らずにいた。Ｘ年（35歳）『トラウマをヨーガで克服する』（デイヴィッド エマーソン・エリザベス ホッパー著、伊藤久子訳：紀伊國屋書店）を読んで、本に載っていた生徒／クライアントが自分と同じ環境で症状等が似ているのを感じ、症状の改善につながればと思い、ヨーガ療法教室Ｄへ通って実習を始める。

ヨーガ療法歴／主訴・症状変化　Ｘ年8月（35歳）ヨーガ療法実習開始。週1回筆者自宅にて。初回時アルコール依存症の開示を受けていたので、バガヴァッド・ギーター行為力ヨーガ療法アセスメント半構造化面接の手引き（SSIM-BGAK）でＢ感覚器官の制御力得点が2/5点と低いと見立て、自制力を強化させるヨーガ療法インストラクション（YTI）として、アイソメトリック・ブリージング・エクササイズからヨーガ療法指導を開始した。同年9月、人と話をするときに緊張して肩が凝り、背中が痛いとの開示があり、常に人から見られている緊張で体がこわばり違和感があるとヨーガ療法アセスメント（YTA）した。翌10月の症状変化（CCC）として、体のこわばりが取れる気持ちよさを感じとることができたとの言を得た。歓喜鞘において、無視されるという体験からスピリチュアリティー・ヨーガ療法アセスメント半構造化面接の手引き（SSIM-AS）でＤ他人への疑念制御力得点が2/5点と低く見立て、これが主訴発現要因の1つとYTAできたので、同月YTIとしてヴェーダ瞑想で成功体験を数えあげる瞑想を指導し、自己肯定体験を言葉にして話すことを指導した。このときCCCとして、「自分は生きていてよいのだ」と自分の過去について打ち明け、体にある自傷跡を見せ、涙を流した。その結果、実習を始めてから4ヶ月後のCCCとして本実習者自身が緊張している

状態に気づき、呼吸法で心身のバランスを整えることができるようになる。また同時期に本実習者の訴えである突然恐怖に襲われ頭が重くなる症状は、PTSD症状の3分類の内の解離状態かもしれないとYTAし、YTIとして上記の実習に加えてスークシュマ・ヴィヤヤーマ、アイソメトリック・ブリージング、アイソメトリック・スークシュマ・ヴィヤヤーマなどを指導し、自分の内側にさらに意識をむけてもらい、特に今使っている肉体に意識して集中してもらうように指導する。その結果、実習を始めてから6ヶ月後、CCCとして解離状態になっても気づき、客観的に自分の状態を見ることができるようになり、誰かが怒鳴ったり、暴力(言葉の暴力も含む)をするのを見たり、逃げだせないと感じたときに恐怖が襲い、頭が重くなることに気づくようになり、アルコール大量摂取も消失したので、SSIM-BGAKでB感覚器官の制御力得点が2→4/5点に上がったとYTAできた。さらに実習開始1年後のCCCとして客観視力が上がり、感情のコントロールができるようになり、その不安定さは幼少時のトラウマから続いていると認識し、その不健康な生き方を止め、幸せな人生を選択したいとの言を得て、SSIM-ASでD他人への疑念制御力得点が2→4/5点に高まったとYTAできた。

本人の語りに基づく現状報告　幼い頃からの感情の起伏の激しさが今でも出ていて、ときに周囲に当たることもありました。いつも誰といても1人でいるような感じがして不安で仕方がなかったのが、ヨーガをしている時間、私は幸せだと心から思えるので、心が温かくなるような感じがしています。呼吸法や手を使ったアイソメトリック・ブリージングをして、症状が緩和され、突然恐怖に襲われるかもしれないという不安な気持ちから脱出できました。客観力がつき、自分の苦しみの元は幼少期から変わってないことに気がつきました。そして自分が背負ったものは、自分で下ろしたらよいのだと、そして幸せになっていいのだと気がつきました。周りの顔色をみて行動することも止め、自分の人生を歩むことが少しずつできるようになりました。人には絶対に過去の話をしなかったけど、全部話して泣いたらすっきりしました。私は過去と向き合い、生きていきたいです。

3. 考　察

　人は過去の積み重ねの上に現在を生きているが、本実習者の場合、自己の否定感情を克服できるヨーガ療法指導によって、過去の諸体験に新たな認知を与えることができた。こうしたヨーガ療法実習がセルフ・ヒーリングとなり、アルコール大量摂取など不健康な生活習慣を自分で癒やし、健やかな日常を生きられるようになった。ヨーガ療法はトラウマ克服に多くの可能性をもたらす心理療法であると思う。

創作事例7：震災トラウマと向き合うためのヨーガ療法指導報告

ヨーガ療法研究所　用賀太郎

1.　はじめに

　東日本大震災を体験した女性が、震災後、通勤時の人込みに強い緊張を感じ、半壊した自宅の居間にいると落ち着かず、2階の寝室の布団のなかが一番落ち着ける場所となった。肩こり、体の重苦しさを感じるも、身体を動かすことが億劫になっていった。これらの心と身体の変調が震災のトラウマではないかと思い至り、トラウマと向き合うためにヨーガ療法の実習を始め、心と身体にどのような変化が現れるのか検証する。

2.　症　例

実習者　55歳　女性 160cm 50kg　事務員

主　訴　身体の重苦しさ、肩こり、便秘、むくみ、不安感、焦燥感

家族歴　父(92歳)・母(87歳)高血圧、次男(28歳)　(15歳)で脳梗塞
　　　発症(18歳)、(23歳)で再発、アトピー性皮膚炎、アレルギー性鼻炎

診断名　なし

既往歴　X−43年(12歳)・X−23年(32歳)自律神経失調症A病院心
　　　療内科で診断、X−9年(46歳)手根管症候群B病院で診断、X−6年
　　　(49歳)喘息・上室性頻拍C病院で診断

生育・生活歴　幼少時より引っ込み思案、人と関わることが苦手、常に周囲の
　　　人の顔色、反応をうかがう習慣になっていた。X−23年(32歳)立ちくら
　　　み、不安感、胸の圧迫感の症状が強くなり、自律神経失調症の診断で仕事
　　　を3ヶ月休職。X−9年(46歳)仕事で手指を酷使し手根管症候群の診
　　　断。職場のリストラの計画が発表され、強い不安感を感じる。X−7年(48
　　　歳)喘息、上室性頻拍の診断。周囲の人と関わることの煩わしさ、強い緊
　　　張感を感じる自分の感情、体調に自信がなくなり、X−6年(49歳)ヨーガ
　　　療法を教える教室に参加。

現病歴　X−1年(54歳)東日本大震災を体験。自宅の半壊、電気、水道が

10日、ガスが1ヶ月寸断、地下鉄の一部不通で、2ヶ月代行バスによる通勤、震災に関わる仕事量の増加等の強いストレスを体験する。ライフラインの復旧、自宅の修繕と共に、本実習者の周囲の生活は震災前に戻ったが、翌年、職場の新年朝礼時に多数の人のいる部屋に入ろうとしたところ、不快感と共に胸の圧迫感、息苦しさを感じ、退席する。この頃より、自宅の居間の居心地の悪さ、布団のなかが一番落ち着くこと、満員の通勤バス、地下鉄がいやで、通勤のために自宅を出る時間が早くなったこと、体重増加、むくみ、便秘、肩こりの自覚症状があるも身体を動かすことが億劫だという、自分自身の身体の変調を自覚する。これは震災のトラウマではないかと思い至り、X年 (55歳)、ヨーガ療法を学ぶ。

ヨーガ療法歴／主訴・症状変化　震災後、ヨーガ実習ができない期間が1年弱あり、通勤時にできる調気法から始め、筋力回復をめざしアンチエイジング・ヨーガ、ヨーガ療法のアーサナを自身で実習する。X年 (55歳) ヨーガ療法実習再開当初のYTAでは、アンチエイジング・ヨーガのゆったりとした動きにイライラする様子で、ヨーガ・スートラ乱心ヨーガ療法アセスメント半構造化面接の手引き (SSIM-YSSMA) で、⑧ 新たな境地を見いだせぬことの得点が5/5点と高く見立て、それが主訴発現要因の1つと見立てたので、まずヨーガ療法インストラクション (YTI) として自分のペースでの調気法指導から始めたが、腹式呼吸ができず、浅く早い呼吸であった。

　生気鞘次元での不全が特徴的だったが、調気法を根気よく指導することで、次第に深い呼吸を意識できるようになった。そこからの症状変化 (CCC) として、震災2年後には仕事の合間に自宅でのヨーガ療法実習も習慣になると、身体の重苦しさ、肩こり、背中のこわばりの自覚症状も楽になって、便秘やむくみも改善し、身体が軽く感じると、うれしそうに話され、SSIM-YSSMAでも、⑧ 新たな境地を見いだせぬことの得点が5→2/5点と低くなったとYTAできた。

本人の語りに基づく現状報告　震災時、自宅の敷地が地割れし、自宅が傾きました。居間の被害が一番大きく、ガラス戸が外れ、出窓のガラスも割れ、部屋中の物が散乱しました。居間を中心に自宅が10cm沈下したため、修繕し

ましたが、居間にいると、散乱した部屋と身体が後ろに傾き頭痛が起きた当時の感覚が蘇ってきて居心地が悪く、余震があると声をあげてしまいました。ガソリン不足により、車通勤者もバス利用になり、いつも満員で大変つらい通勤でした。食料不足やガソリン不足で買い物も行列で数量限定等、毎日の生活が大変な状況でした。人込みが苦手なのは、こんな状況を思いだすからだと気がつきました。震災で家族、自宅を失った人に比べたら自分の大変さなど小さいのに、という思いが、自分の心と向き合うことを避けていたんだなと、気づくことができました。呼吸さえもままならない自分の身体と向き合いながら「大変な思いをしたね。お疲れ様」と震災の状況を冷静にあれこれ思いだすことができました。ヨーガ実習後３ヶ月をすぎた頃から、緊張していた自分の心と身体が軽くなっていくのが感じられ、肩こりや便秘、むくみも楽になってきたと自覚できました。人込みのなかも気にならなくなり、震災前の生活ができるようになりました。震災という強いストレスに負けてしまい、「意識化」することを忘れていたなと反省しました。

3.　考　察

　本実習者はヨーガ療法実習の必要を理解していたが、震災という強いストレスと元からあった心と身体のバランスを崩しやすい体質から、「強い緊張」「心が暴走」「抑うつ状態」であったのではないかと推測される。自分と向き合うために、呼吸を意識することから「意識化」を自覚していったと思われる。トラウマとなっていた震災時の自分の状況と冷静に向き合い、被害の大小に拘わらず、誰でも大変なストレスとして残っているのだと自覚でき、不快な症状の改善につながったと思われる。このように、強いストレスの前には誰でも無力であり、トラウマとなってしまうこともある。ヨーガ療法実習は心に働きかけができるからこそ、トラウマと向き合う気持ちになることができるのではないかと推測される。

第IV部

まとめ

第1章
ヨーガ指導と有害事象

1）ヨーガ療法アセスメント（YTA）の重要性

　本書は、従来のヨーガ指導で行われてきた"アセスメント／見立て"なしの指導法を変えるべく著された。すなわち、西洋医学では、正常な人間構造である"解剖学"と正常な機能である"生理学"を基準にして患者を"診察"し、基準を外れている故障箇所を見いだして"診断"を下し、その故障箇所を正常状態に戻す"治療"を行なっている。こうした西洋医学とは対照的に、ヨーガ指導においては、多くの生徒／クライアントが心身の疾患を抱えて参加してきているにも拘らず、その故障箇所を開示させるインテーク面接をすることもなく、無目的に、また闇雲にヨーガ技法がヨーガ指導者のそのときの気分に応じて指導されているのが全世界的な現状だ、と言っても過言ではない。

　そこで本書で記述したように、ヨーガ療法の基本的人間構造論である"人間五蔵説"と"人間馬車説"を基にし、基本的な人間心理が記述されている各種聖典の"心理作用基準"を紹介し、その"心理作用基準"を基にした"半構造化面接の手引き"も本書に紹介した。同時に、現代臨床心理学や精神医学で使用されている各種心理テストのいくつかも紹介した。

　それら生徒／クライアントの心理状態を重視するのは、伝統的ヨーガにおいては人間を苦悩に陥れる原因は、理智鞘にあって人間の知性・感性の働きを司る"理智／ブッディ"の働きに機能障害が生じるので、意思鞘に属する10種の感覚器官の働きが狂い、その狂いがひいては生気鞘と食物鞘（肉体）機能を

狂わせて、人をして病に至らしめると考えられているからである。

　従って、こうした疾病発症理論を基にした場合、その生徒／クライアントが有する"理智"機能のどこに障害が発生しているかを、ヨーガ療法士は見立て／アセスメントしなければならない。その見立てによって理智の故障箇所が特定できれば、ヨーガ療法指導であるヨーガ療法インストラクション（YTI）も適切に実施することが可能だからである。また、ヨーガ療法士の指導するヨーガ療法ダルシャナによって、生徒／クライアントは自力で自分自身の故障箇所を見いだして、自らの力でその故障箇所を癒やせるからである。こうした"自己治癒"に生徒／クライアントを導くためにも、ヨーガ療法士は生徒／クライアントが意識化できずに苦しんでいる理智鞘次元の機能不全を、アセスメントせねばならない。そのアセスメントを基にして、生徒／クライアント自身がその故障箇所を自覚して、自力で回復していくための自己治癒のヨーガ療法技法を指導すればよい。

2）ヨーガ療法インストラクション（YTI）と症状変化（CCC）

　ヨーガ療法士は指導開始時の生徒／クライアントとの面談においてのインフォームド・コンセントに応じて、適宜生徒／クライアントの心身状態をアセスメントし、生徒／クライアントのニーズにあった症状変化（CCC）が生じているかどうかを判定し続ける必要がある。所期の症状変化（CCC）が認められない場合には、再度アセスメントを実施し、生徒／クライアントの合意を得て、ヨーガ療法インストラクション（YTI）内容を再検討する必要がある。前述の症状変化（CCC）の客観的指標として、指導開始後数回の間に、POMS2やSTAI、あるいはsVYASA健康自己判定表のように、検査直近の心理状態を測定する心理テストを実施しておき、その後、症状変化（CCC）が生じた時点で再度実施すると、その変化を数量化することが可能となる。こうした西洋心理学からの検査結果もヨーガ療法士は参考にして、生徒／クライアントの心理状態を健やかにする努力をし続けるのである。

3) 最後に

　本書は、一般社団法人日本ヨーガ療法学会が認定する学会認定ヨーガ療法士の教育に使われているアセスメント教科書を底本にして、一般のヨーガ指導者や生徒／クライアントさん向けに、比較的わかりやすくヨーガ療法アセスメント（YTA）とヨーガ療法インストラクション（YTI）の"理論と実際"を解説した書とした。それでも、読者の皆さんにも馴染みのない用語がたくさんに出てきていると思う。しかし、ストレス関連疾患を克服せんとする現代人に対しては、インド5000年の智慧を伝承している伝統的ヨーガの用語が、現代西洋医学・心理学の"治療理論"と"共通言語"になるような解説がない限り、ヨーガの実習は単なるレジャーか、ラジオ体操次元の心身健康法としか見られないことになってしまう。しかし、古来、ヒマラヤ山中のヨーガ行者たちは、山中奥深く分け入ってきた弟子たちの心身状態をアセスメント／見立て、その上で、適切なヨーガ技法を実習させて、数十年後には常人を遙かに超える賢者へと進化せしめてきた歴史的事実がある。こうした人間成長原理を多くのヨーガ聖典の記述から読み解き、さらに導師様から直接体得した私自身の伝統的ヨーガ修行体験と悟りの数々から、本書の記述はなされている。医学・心理学の専門家に向けてのヨーガ療法解説書を、いずれ出版する計画も進んでいる。本書が難しく感じる生徒／クライアントさんの場合は、食物鞘でのヨーガ療法実習法を参考にして、ご自身でヨーガ療法を実習してみていただきたい。わかりにくければ、ご自宅近くでヨーガ教室を開いている一般社団法人日本ヨーガ療法学会認定ヨーガ療法士のヨーガ教室を紹介するので、下記の一般社団法人日本ヨーガ療法学会事務局までお問い合わせいただきたい。最後に万人の幸せを祈る真言を記して、本書を終えたいと思う。ここまでお読みくださったことを心より、感謝申し上げたい。

連絡先・問合先：一般社団法人日本ヨーガ療法学会

〒683-0842 鳥取県米子市三本松1丁目2-24

電話 0859-32-1557　ファックス 0859-30-3859

メール yoga@yogatherapy.jp

万人への祈り

オーム、サルヴェー　バヴァンート　スキナハー／

サルヴェー　サントゥ　ニラーマヤー／

サルヴェー　バドゥラーニ　パシャントゥー／

マー　カスチードゥッカ　バーグバヴェートゥ／

オーム　シャーンティ　シャーンティ　シャーンティヒー／

大いなる神様、

すべての人々が幸せでありますように

すべての人々が健やかでありますように

すべての人々に繁栄がもたらされますように

すべての人々が苦しみを克服できますように

オーム　寂静　寂静　寂静

著者：

木村 慧心（きむら けいしん）

1947年群馬県前橋市生まれ。1969年東京教育大学理学部卒業。スワミ・ヨーゲシヴァラナンダ大師より聖名（ギヤーナ・ヨーギ）を拝受して得度し、ラージャ・ヨーガ・アチャルヤ（阿闍梨）となり、ラージャ・ヨーガ指導を開始。2019年2月世界保健機関（WHO）伝統医療・統合医療部局が開催した"ヨーガ指導基準策定委員会"委員20名の一員として招聘され、指導基準を策定。2019年6月ヨーガの普及と発展に多大な貢献をした海外2名の内の一人として第1回インド首相賞を授与さている。現在、ヨーガや内観法をもとにヨーガ療法士養成講座等の研修会、講演活動等に従事。鳥取県米子市在住。著書に『実践ヨーガ療法』、監修書に『スワミ・シヴァナンダの瞑想をきわめる』、共著に『ヨーガ療法ダルシャナ』（いずれもガイアブックス）など多数。
一般社団法人日本ヨーガ療法学会理事長／日本アーユルヴェーダ学会理事／日本ヨーガ・ニケタン代表／一般社団法人日本統合医療学会理事／米子内観研修所所長／アジアヨーガ療法協会（AYTA）等役職多数。

伝統的ヨーガにもとづくヨーガ療法標準テキストI

ヨーガ療法マネージメント
ヨーガ療法アセスメント（YTA）とヨーガ療法インストラクション（YTI）技法

発　　　行　2020年3月1日
著　　　者　木村 慧心
発　行　者　吉田 初音
発　行　所　株式会社 **ガイアブックス**
　　　　　　〒107-0052 東京都港区赤坂1-1 細川ビル2F
　　　　　　TEL.03 (3585) 2214　FAX.03 (3585) 1090
　　　　　　http://www.gaiajapan.co.jp
印　刷　所　シナノ書籍印刷株式会社

Copyright GAIABOOKS INC. JAPAN2020
ISBN978-4-86654-031-3 C3047